Günter von Hummel

Nachts, im Notdienst fahren.
Ärztlich - psychologische Reflexionen.

Das Bild auf der Umschlagseite, das den Notarzt zeigt, soll auch die Ineinanderverschiebungen verschiedener Figuren, von Licht und Schatten und von unterschiedlichen Farben demonstrieren und damit etwas wiederspiegeln, was auch im theoretischen Text als Ineinanderverschachtelungen der Reflexionen zum Ausdruck kommt.

Alle Rechte beim Autor
Herstellung und Verlag: Books on Demand GmbH, Norderstedt
ISBN-13: 9783837072143

Inhaltsverzeichnis

I. Der gute Regen... 5
II. Die gute Theorie... 54
III. Die gute Praxis.. 79
IV. Anhang 1... 131
V. Anhang 2... 141

1. Der gute Regen

Ich fahre im ärztlichen Notdienst immer mit dem Taxi. Das ist so geregelt. Ich fahre meist nachts, zweimal die Woche. Heute regnet es, ich nehme einen Schirm mit. Auch wenn ich dann nicht mehr zwei Taschen mit mir tragen kann, eine für das Allgemeinärztliche, die andere für besondere Notfälle (Sauerstoffflasche, Pulsoximeter, EKG), denn dann passt kein Schirm mehr in die Hände. Eigentlich ist der Regen gemütlich, er lässt das hektische Leben etwas zur Ruhe kommen, der Taxler fährt nicht so schnell und die Leute erwarten auch nicht, dass man sofort da ist.

Die Anweisungen für die Besuche kommen per Funk, A, 3 heißt dringend jemand mit Bauchbeschwerden. Es geht an alten modrigen Häusern vorbei, schließlich eines mit einer schäbigen Fassade, aber es stehen schöne großblättrige Platanenbäume in dem schlicht gepflasterten Innenhof, die Eingangstüre offen, eine knarrige Holztreppe in den 3. Stock. Ein Mann macht auf, ich sage: „Notarzt". Zurück ein Ja, eine Handbewegung: „Sie liegt da hinten." Als sei „sie" etwas Unwichtiges, als sei „sie" dahinten hin weggeworfen worden Wer, Sie? Dahinten!? Hinter ihm zurückgeblieben, weg?

Auf einer Matratze am Boden in eine lumpige Decke gehüllt liegt eine Frau, etwas bleich, verwuschelt, vielleicht etwas fiebrig. Ich frage wo es weh tut und wie und seit wann und ob schon was eingenommen wurde, und sehe „sie" mir an. Sie zieht das Hemd hoch, ich drücke auf den Bauch, erst vorsichtig, ganz behutsam, viel junge Haut über die ich streiche, aber ich tue es wie ein Bildhauer, der mit seiner Hand über die Wölbungen seiner Skulpturen fährt. Wenn der Alabaster noch weich ist, drückt er etwas hinein, stärker, fester, um ihn zu formen. Ja, es könnte eine Blinddarmreizung sein, sage ich, nachdem ich die Bildhauerhand wieder zurückgezogen habe. Aber der Schmerz ist nicht überstark, und es gibt auch keine Abwehrspannung, also keine durch bereits sich entwickelnde Entzündung verursachte Verhärtung. Man kann bis morgen warten, beruhige ich die Frau zu dem etwas unruhig flackernden Glühlampenlicht in der Kammer. Auch jetzt stützt der Regen durch sein monotones Klopfen an den Fenstern meine Beschwichtigungen. Dop, dop, dop, dumpf, dösig, dämpfend. Ich verordne etwas, schreibe ein paar Papiere, stehe auf und verabreiche zum Abschied das empathische Lächeln, das wohlwollende, das von Bauch zu Bauch kommt – in diesem Fall: sozusagen wortwörtlich. Der Regen tut wirklich gut. Er schadet nicht.

Ja, man muss etwas geben, man muss jedem Menschen etwas geben, sei's auch nur eine Kleinigkeit. Wenn ich schon keine sichere Diagnose stellen kann, und das ist ja sehr oft der Fall, weil man nur für einen kurzen Besuch Zeit hat, dann ist wenigstens eine kleine zusätzliche Bemerkung zum Traurigen der Krankheit, zum Unbesonderen des Alltags oder zum Beispiel zu dem „die da hinten" fällig. „Das sagt er immer", hat sie erwidert. Er, der „er da". Na, „er ist halt nicht wie eine Mutter", sage ich und habe so noch schnell eine psychoanalytische Deutung verpasst. Aber auch die Mütter sind nicht mehr so wie früher – was ich allerdings nur denke und nicht dazu sage. Vielmehr verabschiede ich mich mit eben diesem Lächeln und schreibe ein Rezept aus. Aber das Medikament, das ich verschreibe, hat nichts mit dem wirklichen Geben zu tun, von dem ich gerade sprach. Es ist nur ein äußeres Korrelat.

Viel lieber wäre es mir, ich hätte die gesamte Situation verbessern können, die trübe Stimmung, das Mysterium der Krankheit. Doch das sind meine überhöhten und unrealistischen Ansprüche. Größenphantasien. So springe ich also wieder hastend die Treppe hinunter, schicke dem ganzen noch einige Gedanken hinterher. . . Wenn es jetzt doch der Blinddarm ist . . ? Wir haben noch einige Fälle offen. . . Habe ich jetzt nicht zu lange gebraucht, rumgeredet, gedacht, ich könnte das Befinden der Kranken aufhellen? Habe ich gedacht, der Arzt ist eine Respektperson und dass das Wirkung macht? Eitelkeiten also statt absoluter Sachlichkeit?

Wie gut, dass der Regen meine Gedanken etwas verwischt. Eine Blinddarmentzündung kann sich schnell entwickeln, aber hier bin ich mir sicher, dass wenigstens die nächsten zwölf Stunden nichts passieren wird. Falls es morgen nicht besser ist, so habe ich noch zur Patientin ergänzend gesagt, sollte sie in die Ambulanz einer Klinik gehen und sich dort die Leukozyten (weiße Blutzellen) bestimmen lassen. Diese zeigen an, ob eine schlimmere Entzündung vorliegt. Leider muss man sich nach allen Seiten hin absichern. Unglücklicherweise muss man nicht nur an den Kranken und sein Leid denken, sondern auch an die Justiz. Ich habe ein absolut sicheres Gefühl, dass die Patientin im Moment keine Blinddarmentzündung hat. Ja, ich bin mir sogar sicher, dass sie an etwas Psychosomatischem leidet. Die Beziehung zu ihrem Mann oder Freund schien ja am Tiefpunkt zu sein. Die ganze Wohnung strahlte so etwas Tristes, Achtloses, leicht Chaotisches aus. Die Kleidung freudlos, das Licht fahl. Aber wenn es der Fall X ist, der Fall unter hunderttausend, der dann doch morgen eine akute Appendizitis zeigt, wird es heißen: warum hat der Notarzt Sie nicht eingewiesen, warum hat er nichts unternommen? Die Juristen fahren im Notdienst immer mit, schade.

Die Tropfen prasseln an die Autoscheiben, der Taxifahrer stiert wieder in die Nacht hinaus und so muss man im Moment nicht wie sonst reden: „Wie geht das Geschäft? die Politik tut wieder mal nichts für den privaten Personentransport, wo doch der Benzinpreis so gestiegen ist." Der nächste Fall befindet sich in einem Hochhaus, es gibt Lift, oben im großen Flur zehn Türen, die achte ist es schließlich. Diesmal ist es umgekehrt, die Frau macht auf und zieht mich schnell ins Schlafzimmer, wo ihr übergewichtiger Mann schwitzend und schwer atmend im Bett sitzt. Ja, Herzbeschwerden. Er bekommt schlecht Luft schon seit gestern. Ja, hohen Blutdruck hat er auch, ich bekomme zwei Schubladen mit Medikamenten zu sehen, diese nimmt er und diese und die und die. Ich höre ihn ab, messe den Blutdruck und diesmal ist auch das EKG gut zu brauchen. Doch, er hat einen pektanginösen Anfall, eine Verengung seiner Herzkranzgefäße, er ist infarktgefährdet. Der typische Risikopatient: hoher Blutdruck, Übergewicht, hohe Cholesterinwerte,

Stress. Noch während ich ihm zwei Sprühstöße von einem Nitrospray verabreiche, klingelt das Telephon. „Es ist Peru, der Soundso aus Peru" kirrt die Frau. „Hallo, Peru, hallo", reißt er ihr den Hörer aus der Hand. Er verkauft irgendetwas gegen ein paar Container Decken oder Felle. Und später kommt noch ein Anruf, es klingt alles ziemlich banal, nicht gerade nach den wirklich großen Geschäften, aber mein Patient fühlt sich ganz oben im Auslandshandel, im Import-Export-Vertrieb, im merkantilen Überich.

Vielleicht ist gar nicht sein Herz in Gefahr sondern eher seine seelisch-körperliche Ökonomie. Er übernimmt und überschätzt sich. Er ist Bulgare. Da kommen die Ringer her. Er ringt mich sich und der Welt. Nach der Nitrogabe wird sein Zustand besser und ich kann auch ihn auf den nächsten Tag vertrösten. Wer schon auf ein Nitrospray anspricht, hat mit ziemlicher Sicherheit keinen Infarkt. Er soll sich beim Kardiologen melden, dringend, aber heute Nacht ist erst mal Ruhe. Viel Krimskrams ist aufgetürmt in dieser Wohnung, viele Teppiche und Decken, Brokat und andere Fülle, pralles, dickes Zeug. Vasen, Uhren, Karaffen, Samowar und Flaschen mit Hochprozentigem. Alles übertrieben eben. Diesmal ist mein Abschiedslächeln routinierter, die Zettel sind ausgeschrieben, meine Geräte alle wieder eingesteckt.

So jemanden wie diesen Patienten müsste man total umschulen, umerziehen. Zu Sport, öko-vegetarischem Essen, leichter Prosa-Literatur – alles so Verrücktes, denke ich mir beim Weiterfahren. Nein, unmöglich ihn auf diese Weise zu ändern. Er wird eines Tages an dieser Überfülle ersticken. Öko-Vegetarier zu sein würde er so verächtlich finden wie ein Banker einen Utensilien-Krämer oder einen Taubenzüchter, gar nicht zu sagen wäre es. Für was also mache ich diese Besuche? Es ist ein Tropfen auf den heißen Stein. Katheder gehörten ihm reingeschoben, venös ins rechte, arteriell ins linke Herz – nein, auch das ist nur mein Frust, so zu denken. Die modernen Maschinen sind wohl machtlos gegen einen Geldmacher, einen Kapitalfreak, Decken-, Fell- und wahrscheinlich auch Waffenhändler. Die Waffenhändler sind die schlimmsten. Aber die Frau glaubt an ihn, mönchisch. So werden sie weiterleben. Trotzdem fühle ich mit ihnen. Ich wünsche ihnen einfach ein gesünderes Leben.

Der Leser wird schon bemerkt haben, wohin meine Reflexionen zielen: auf die Psychosomatik. Darauf, wie und wo Körper und Psyche zusammenhängen, Soma und Seele, Knochen und Gedanke. Das gerötete Gesicht sehen, die aufgeregte Ehefrau, den Tand und das Telephon und schon glaubt man alles zu wissen: der typische Herzpatient. Aber in Wirklichkeit gibt es natürlich keine Infarktpersönlichkeit, man hat das wissenschaftlich erwiesen. Selbst die Differenzierung in Herz-, Stress- und Risiko-Typen (der hektische, dynamische Typ A und der gehemmte, ruhigere Typ B) sind keine Hilfe.[1] Und ich selbst bin nur ein kleiner medizinischer Praktiker, der Fallstudien macht und glaubt, dadurch ein neues Konzept gefunden zu haben. S. Freud konzipierte bekanntlich zwei Urkräfte, Urtriebe: den Eros-Lebenstrieb und den sogenannten Todestrieb. Ich glaube zwar, dass man diese Konzept etwas umformulieren muss, denn inzwischen sind sich fast alle Psychoanalytiker einig, dass der Todestrieb (also ein aktiver Trieb) ein Widerspruch in sich ist. Aber für meine Notdienstfälle wird sich Freuds Theorie als ganz brauchbar erweisen. Was mein etwas geändertes Konzept betrifft, komme ich noch darauf zurück.

Auf jeden Fall hat gerade der Bereitschaftsdienst in der Nacht etwas Besonderes an sich. Eros und Thanatos rücken hier nahe zusammen. Man sieht die Dinge schärfer, zugespitzter. Der Patient, der besorgt zu so später Zeit auf den Arzt wartet und der Arzt, der mit seinem Fahrer in den dunklen Straßenschluchten nach der Adresse sucht, zu der er gerufen ist, sind wie durch einen geheimen Pakt verbunden. Es ist der Pakt der einsamen nächtlichen Tiefe, der Pakt eines verschworenen Treffens, einer von der übrigen im sanften Schlummer liegenden Welt getrennten, isolierten, Begegnung. Ein Telephonanruf, der an den Funk im Taxi weitergeleitet worden ist, ein Rückruf, wenn die Adresse, der Name an der Klingel nicht stimmt, wieder eine Bestätigung durch den Funk – wie

---

[1] Typ A bekommt eher einen Infarkt, übersteht ihn aber auch besser als Typ B.

durch Geisterhand ausgetauschte Botschaften also, wie durch Detektivarbeit gefundenen Hintereingänge und endlich der wie in einem Niemandsland stattfindende direkte Kontakt: „Sind Sie der Notarzt"? „Ja, was fehlt? Um was geht es? Sind Sie der Kranke?"

Wir fahren bis zwei Uhr dreißig, das sind vierzehn Besuche seit acht Uhr abends. Der Regen hat aufgehört und jetzt ist es auch so still, die Straßen noch leerer, die Nachtluft besser: die Nachtluftgedanken, die Dunkelruhe, sanft, schwerelos und erbaulich. Schattenwolken und Wolkenschatten, ich verliere mich ihnen, und das entspannt mich. Um vier Uhr morgens gibt es jedoch nochmals zwei Besuche. Bei einem heißt es A, 6, dringend, psychische Erkrankung. Der Nachbar hat den Notdienst gerufen. Er will, dass man den Mann, der im Schlafmantel zitternd und rauchend in der Türe steht, in die Psychiatrie einweist. Es ist gut, dass er raucht, denn ansonsten hätte ich ihm eine Zigarette anbieten (die ich auch immer dabei habe) und vielleicht sogar noch mitrauchen müssen. Beim psychiatrischen Fall ist die Zigarette das Stethoskop und die halbe Medikation zugleich. Den gleichen Fetisch in der Hand halten heißt nämlich, die gleiche Gesinnung, die gleiche Religion haben. Dadurch erleichtert sich vieles. Ich sage, dass wir uns setzen sollten und den Nachbarn brauchen wir vorerst nicht.

Es sei doch gar nichts los, betont der Patient. Er könne nur nicht schlafen und baue dann an seinen Modellen. Sperrholzmodelle, die er sägt, hämmert und klebt. Überall liegt Zeug herum. Volle Aschenbecher und Alkohol. Psychopharmaka. Tranquilizer. Die Freundin hat ihn verlassen. Die Arbeit ist er los. Ja, soll man da nicht durchdrehen? Doch der Nachbar hat noch geflüstert, dass der Mann ständig laut schreit und im Treppenhaus die Wände anmalt. Er war schon einmal in der Nervenklinik. Der Patient redet sich jetzt um Kopf und Kragen, sagt: dies stimme nicht und dies schon aber doch nicht so ganz und nicht und doch anders. Entweder sind alle verrückt oder niemand. Das Wort verrückt darf man hier natürlich nicht aussprechen. Überforderung, Schieflage, Verquerung, -quirlung, -krümmung sind die richtigen Vokabeln. Die Welt ist verquer, daran liegt es. Ich schlage ihm einen Kompromiss vor: ich hätte eine Tablette da, die würde ihm helfen, wenn auch nicht richtig, so doch vorübergehend, die Polizisten wären heutzutage selbst so irrational, dass sie einen immer gleich mitnehmen, gleich immer Psychiatrie, Psychiatrie schreien, als ob das die einzige Hilfe wäre. Ich würde dem Nachbarn schon ausreden, dass er die Polizei hole. Was er denn da für Bücher hätte, ob er noch nie Camus, Marcuse oder Sloterdijk gelesen hätte, Existenzialphilosophie, oder auch Nikolaus von Kues, den Konjekturaldenker, klar und einfach und modern?

Doch, er weiß was, er hat sogar Wittgenstein und Bloch gelesen. Er weiß, dass Wittgenstein die absolute, die präzise, die hundertprozentige Sprache gesucht und gewollt habe. Die Sprache, wo jeder genau das sagt, was er meint und der andere genau das versteht, was er sagt. Wo die Meinung zur Wahrheit wird und das Sprechen zum universalen Austausch, so wie Sex, weil vollkommen ausgetauscht, aus-in-um- und in-hinein-getauscht. Doch, er hat auch Baudrillard gelesen: „Der unmögliche Tausch". Aber es gibt den „Ein-Tausch", meint er, das Eine, indem sich eben alles tauschen lässt, weil durch präzise Zeichen vermittelt! Semiotik! Semantik! Signifikanten-Tausch!

Er schluckt die Tablette, wir haben eine dreiviertel Stunde geredet und wieder ist vorerst die Nacht gerettet, die sowieso schon Tag ist. Es wird hell und regnet wieder. Das wird wieder ein gemütlicher Tag, sage ich noch zu ihm, der Regen beruhigt uns, der Regen, der hier an die Fenster pocht, der in Rom die Piazza Navona freispült und im Mekong die Dächer der Hausboote in seine Schleier taucht. Ich kann solche Vergleiche benutzen, denn wir sind heutzutage globalisiert. Auch im Fühlen und Denken. Es ist immer der gleiche besänftigende Regen, hier oder woanders. In der Fatalistik des Monsuns, in Form kurzer Panik-Schauer hier bei uns oder eines melancholischen Dauernieselns irgendwo anders. Ich sage zum Patienten und zum Nachbarn, sie sollten sich umeinander kümmern, und dass ich veranlassen würde, dass sie morgen jemand vom sozialpsychiatrischen Dienst besuchen würde. Die würden die Einschaltung der Polizei und der Nervenkliniken verhindern.

Ich habe einige Tage später nachgefragt. Der Patient ist dann doch noch in die Nervenklinik gekommen, nachdem er wieder „randalierte" und nachts laut gewesen wäre. Man bräuchte sehr viel Zeit für diese Menschen. Redezeit. Vertiefungszeit. Signifikantisierungszeit. Man muss sich – das ist jetzt nur eine Methode, die ich hervorhebe – mit irgend etwas von ihnen identifizieren, um dann von da aus die Dinge ansprechen und in erweiterter und vertiefter Weise bereden zu können. Zum Beispiel konnte man sich eben mit der Literatur, die er in seinem Zimmer stehen hatte, anfreunden, ja sich einverstanden, identisch erklären, und dann von da aus Gespräche bis zu den alltäglichen Dingen zu führen. Der Psychiater G. Benedetti hat diese Vorstellungen ausgearbeitet und in seiner Klinik umgesetzt.[2] Aber im Notdienst ist von dem allen selbstverständlich nur ein Abklatsch dieser so gut und kühn ausgetüftelten Theorien zu verwirklichen. Trotzdem versuche ich immer wieder, den kurzen Notdienstbesuch zu einer Initiation in die Komplexität von Körper und Seele zu machen. Auch von Sex und Tod.

Denn langsam wird sichtbar werden, warum ich Eros und Thanatos, S. Freuds Primärtriebe, Grundprinzipien, auch zur Basis meiner Erfahrungen mache. Psychosomatik ist eben ohne den Bezug zum Tod, zum Sterben des Körpers, nicht denkbar. Aber der Körper als solcher wiederum, als strukturelles Ganzes, als Zeichen eines Subjekts, das ist Leben, Eros. In Änderung zu Freud gehe ich davon aus, dass Eros-Leben und Thanatos-Tod nur unbewusste Spiegelungen sind. Sie spiegeln sich gegenseitig, und die „Seele", das eigentlich Unbewusste ist etwas anderes. Es ist etwas, das „Spricht", das in uns „Verlautet", das „Tönt", das eine Syntax und eine Grammatik hat. Das Metaphern produziert und das alle diese Spiegelungen metaphorisiert und vernehmen lässt. Aber sehen wir weiter.

---

[2] Benedetti, G., Der Geisteskranke als Mitmensch, Vandenhöck & Rupprecht (1976)

Mein letzter Besuch galt noch einer jungen Frau, die von schrecklichen Kopfschmerzen geplagt war und die ganze Nacht nicht geschlafen hatte. War es eine Migräne oder eine atypische Neuralgie? In so einem Fall kann man meist nur symptomatisch behandeln, also ein Schmerzmittel geben, eine Spritze Novaminsulfon. Ihre Wohnung war so ein bisschen spirituell-esoterisch eingerichtet. Kleine Kerzen überall, Deckchen auf denen eine Schale mit Öl oder Wasser stand, Mineralien in einem Kreis geordnet, Papierblumen, Sterne, Gold und etwas Flitter. Und eine Heiligenfigur sowie Bilder und Bücher von und über die Heilige Theresa von Avila. Ach, das war sie, das wollte sie sein, meine Patientin! So eine Heilige wie die von Avila. Zart waren sie – meine reale Patientin und die Heilige Theresa auf dem Bild - filigran fast, etwas ausgezehrt von Gebets- und Meditationsübungen. Das, diese Sehnsucht nach Identität mit einer Heiligen, die Verzauberung und doch Entrückung / Erdrückung in den konvulsivischen Ekstasen bedeuteten die Kopfschmerzen meiner Patientin, und es waren die gleichen, die auch die Theresa von Avila beschrieben hat. Fürchterliche Qualen hatte jene durchzustehen gehabt, weil sie lange Zeit nicht wusste, ob ihre „Schauungen" vom Teufel oder von Gott kamen.

Nach einer enttäuschten Liebesbeziehung war die Heilige Theresa damals in schwere Krankheit verfallen und später von erotischen Verzückungen – ein jünglingshafter Engel stieß ihr ständig eine Lanze ins Herz und zog diese wieder zurück, um von neuen zuzustechen – und peinigenden Schmerzen hin- und hergerissen. Schließlich – so die historische Theresa – habe sie die Trinität „gesehen", hatte sie eine Vision der Dreieinigkeit, des Höchsten, der Vollendung gehabt. Und danach sehnte sich auch meine kleine Patientin, ja, sie hielt sich wohl schon selbst für so weit. Denn es lag auch ein Bericht aus einer Nervenklinik am Tisch, den sie mir dann zu lesen erlaubte. Man hatte eine „histrionische Persönlichkeitsstruktur"[3] diagnostiziert mit Neigung zu epileptischen Anfällen und Anklängen an überwertige religiöse Ideen. Was da drin steht, dürfe man alles nicht so ernst nehmen, versicherte mir die junge

---

[3] Etwas, das man früher als hysterische Neurose bezeichnet hat.

Frau, nein, Medikamente wolle sie keine nehmen. Aber es sei immer wieder einmal zu Anfällen gekommen, eine Freundin habe sie gefunden, wie sie ganz verkrampft war. „Aber es waren spirit ... ". Sie sprach es nicht aus, dass es wohl göttliche Heimsuchungen gewesen sein sollten. Sie wollte nicht wahrhaben, dass sie nur eine überzarte Neurotikerin, eine schwache Kranke war, verliebt in die mittelalterliche Historie mit ihren phantastischen Himmeln und Höllen, mit ihrer reinen, wenn auch selbstquälerischen Erotik. Sie tat mir so leid. Sie war ja durchaus eine wahre Seele, eine Inbrünstige.

„Muss man sich nicht heute eine moderne Vision suchen", fragte ich sie? „Eine psychologische, analytische, psychokathartische, irgend so etwas, was es doch heute überall gibt"? Meine Güte, wie weit liegen die Dinge auseinander! Eine Spritze Novaminsulvon gegen das ganze Universum göttlicher Objekte! Man wird ihr wieder Antiepileptika geben, wenn die Anfälle häufiger werden. Man wird ihr die Theresa von Avila ausreden müssen. Für solche Menschen ist die westliche Industrie-, Handels- und Wissenschaftswelt nicht geschaffen. Aber auch eine Psychoanalyse könnte ihr nicht helfen. Was hätte sie davon, wenn man ihr – und so evtl. auch der historischen Heiligen – die verdrängten infantil-erotischen Impulse offen gelegt und zerpflücken hätte? Sie würde nur zur Märtyrerin, die neue Prüfungen zu bestehen hätte, neue Leiden, wenn es überhaupt noch dazu käme und sie nicht in einem Heim verschwände. Das Wort erotisch würde sie doch gar nicht verstehen. Sie sucht ja die Liebesekstasen, die romantischen Verzückungen, die himmlischen Liebkosungen. Sie tat mir leid und ich musste es dabei belassen. Sie war so einsam, aber ich konnte doch nicht der Jüngling mit der Lanze sein – obwohl ich, als ich ihr die intravenöse Spritze gab, heftigst an diesen Vorgang dachte und die martialisch-libidinöse Ähnlichkeit bemerkte (allerdings war ich für einen Jüngling zu alt). Sie seufzte auch etwas emotional betont, als ich die Spritze wieder zurückzog und ein Tropfen Blut aus der Vene trat. Eine phallische Lanze, die spirituell verbrämt ist und eine ebensolche Spritze, die naturwissenschaftlich daherkommt!

Eben, hier sieht man es ganz deutlich: Eros und Thanatos ganz nahe beieinander. Ich habe das oft erlebt, diese erregte Ruhe, dieses cool gehaltene Beben, wenn man z. B. jemandem mit einem Herzrasen eine Spritze Verapamil[4] gibt. Dass hinter dem Herzrasen, hinter der tachycarden Aufwühlung, oft eine solche unbewusster Gefühle, verdrängter erotisierter Vorstellungen oder aggressiv erregter Erinnerungen steckt, ist wahrscheinlich nicht schwer nachzuvollziehen. Und als Arzt ist man dabei eben auch nicht nur cool und sicher, sondern angespannt, lauernd, in leichter emotionaler Besorgtheit. Schließlich kann, selbst wenn der Puls durch die Injektion heruntergeht, auch der Blutdruck abfallen. Das vom Herzvorhof ausgehende Herzrasen könnte in andere Rhythmusstörungen übergehen, der Patient könnte sich schlechter fühlen oder gar kollabieren. Erregungen auf beiden Seiten also, auf der des Arztes wie des Patienten, Anspannungen, die in die tiefsten Zonen des Körperlichen hineinreichen. Nicht gerade Lust, aber doch Beben, sinnlich Unbewusstes eben, das ganz nahe dem Hinfälligen, Ohnmächtigen, Todesähnlichem steht. Erotisches, das krank ist. Manchmal sogar todkrank.

Der alte Hausarzt und die moderne Medizin.

Der ärztliche Notdienst, den ich ausübe, hat nichts mit den großen roten Notarztwagen zu tun, die in ihrem Inneren eine kleine Klinik beherbergen, Behandlungstisch, Infusionsständer, Schock-Geräte, Ultraschall und diverse Elektronik. Ich fahre wie beschrieben mit einer Tasche voller Spritzen und Medikamenten, einem Blutdruckgerät samt Stethoskop, Ohrenspiegel, Urinteststreifen und nur für den Notfall extra den Sauerstoff und das EKG. Dem Ganzen haftet noch etwas von der nostalgischen Hausarztmedizin an, die Jahrhunderte lang das ärztliche Treiben beherrscht hat und der alltägliche Standart war. Immerhin haben wir heute wenigstens im Kopf mehr und mehr Wissen und sind so nicht mehr vergleichbar mit den gutmütigen, stets voll aufopferungsfähigen, bürgerlichen Landärzten von anno dazumal. Ich erinnere mich noch an Bücher

---

[4] Ein Mittel zum Verlangsamen des Pulses und auch zur Blutdrucksenkung.

wie das des Arztes und Schriftstellers Carl. L. Schleich „Besonnte Vergangenheit" und den darin enthaltenen Schilderungen aus den Jahren 1860 bis 1920. Alles steckte noch voll von Idealismus, geschult im edlen Denken der alten Griechen durch das humanistische Gymnasium (die konnten damals wirklich noch perfekt Latein und Griechisch) und dem ethischen Diskurs der preußischen Staatsgründer. Noch waren die alten Lehrer in der Pathologie wie Virchow und Cohnheim aristokratische, berühmte Vorbilder, hochangesehene wissenschaftliche Ärzte, verehrte Ur-Väter, professorale Götter. Gerade der Pathologiesaal war mit seinen hohen Gewölben noch ein Sanktuarium, ein medizinisch-universitärer Sakralbau, eine Forschungskathedrale, wo man ergriffen durch bedächtiges Studium und Sezieren wusste, wie das Geheimnis des Lebens aus dem toten Körper zu enthüllen war.[5] Die Enigmatik der Lüste aus dem zerfallenden Fleisch – um es pathetisch zu sagen.

Oder – um meine Erinnerung an Bücher nochmals aufzugreifen – das Buch von Fernando Namora „Landarzt in Portugal", in dem es nicht nur um die täglichen praktischen Handgriffe des Heilers geht, sondern um den ärztlichen Philosophen, Gesellschaftskritiker, ja Priester-Arzt! Ein Universal-Versteher, ein Liebender, ein Dichter, der das einfache Volk und speziell die Bauern kennt und schätzt. Ein Arzt, dessen Gesicht selbst so durchfurcht ist wie die chthonische, lehmfarbene Erdscholle, die seine Patienten beackern. Der mit ihnen lebt, leidet und stirbt. Das ist alles vorbei, das gibt es nicht mehr und wird es nie mehr geben. Das ist nostalgische Superromantik. Denn wenn man genau hinschaut, dann weiß man, dass diese guten alten Ärzte zwangsläufig einen Pakt mit dem Tod geschlossen hatten und ständig wieder schließen mussten. Denn was konnten sie – einmal betrachtet aus heutiger Sicht – wirklich für die Leidenden ausrichten? Sie konnten etwas lindern, Trost geben, den Glauben an etwas Positives stärken und Zuversicht, Kraft und

---

[5] Ich muss zugeben, dass ich all dies selber auch noch so annähernd bedeutend erlebt habe. Ich war auf einem humanistischen Gymnasium und habe meine experimentelle Doktorarbeit in der Pathologie geschrieben. Aber die (wohl etwas überzogene) Höhe der medizinischen Ethik von damals gab es zu meiner Zeit nicht mehr.

Hoffnung vermitteln. Sie waren hervorragende Souffleure, Überredungskünstler, Zauberer. Aber das Leben konnten sie in den meisten Fällen um keinen Tag verlängern (oder nur um wenige). Wir heute leben dagegen im Luxus und werden immer älter. Diese Ärzte mussten doch oft gedacht haben: wenn er stirbt – mein Patient – dann ist es eben so, während wir heute das Leben um fast jeden Preis zu verlängern suchen.

Trotzdem hängt uns so etwas wie diese ethische Besonnenheit noch nach. Es heißt, dass der Beruf und die Stellung des Arztes in der allgemeinen Bevölkerung noch immer hoch geschätzt ist. Und mit diesen Vorschußlorbeeren, mit diesem hippokratischen Strahlenkranz auf dem Kopf betreten wir immer noch (zumindest relativ oft) das Krankenzimmer. Während wir das Leben zu verlängern suchen, kommt uns manchmal doch der Gedanke, ob wir es nicht auch so wie die damaligen Ärzte vertiefen könnten. Vertiefen natürlich mit modernen Anschauungen, nicht mehr mit dieser Rundumromantik, die wir eben einfach nicht mehr beherrschen würden. Aber vertiefen, voll machen, wertvoll. Es zum „Tönen", zum „Sprechen" bringen, wie ich oben gesagt habe.

Immerhin erinnere ich mich auch diesbezüglich (was also die Ethik angeht) noch an ein Gespräch, das ich nach meinem Medizinstudium mit einem etwa gleichaltrigen amerikanischen Mediziner in Los Angelos hatte, wo ich einen Verwandten besuchte. Ich war damals entsetzt über seine Äußerungen bezüglich Geld und Verdienstmöglichkeiten des Arztes in heutiger Zeit, dass man sich da ganz heftig umsehen muss, damit der medizinische Betrieb gut läuft. Nicht dass ich hier einen Altruismus, also diese moralische Gehobenheit der vorhin zitierten Ärzte entgegen zu setzen gehabt hätte. Nein, ich war einfach nur naiv. Ich besaß einfach eine grundlegende Naivität dahingehend, dass ich nur wegen des interessanten Inhalts, des direkten menschlichen Bezuges zum anderen, der faszinierenden Geheimnisse, die ich hinter jedem einzelnen Patientenschicksal vermutete, Medizin studiert hatte. An idealistische Aufopferung dachte ich nicht, aber doch an eine Art moralischer Neugier, an eine fast erotische Komplizenschaft (zwischen Arzt und Patient), Körperliches und Seelisches zu untersuchen und zu verstehen. Um monetäre und wirtschaftliche Aspekte hatte ich mich einfach nie gekümmert, und dass zu meiner Zeit (in den späten sechziger Jahren) die Ärzte nicht total schlecht verdienten, war auch anzunehmen. Also musste man sich da nicht allzu viel Gedanken machen. Aber heute haben die Ärzte nicht einmal mehr diese Naivität. Heute haben sie dafür Wissen und Technik und die Fähigkeit, das Leben immer wieder zu verlängern, wenn auch oft um den Preis der sogenannten Lebensqualität. Zudem sind sie Techno- und Bürokraten.

Was mache ich also, wenn ich schon einerseits nicht mit der rollenden perfekten Notfalltechnik unterwegs bin, andererseits aber auch nicht mehr der tief ins schlichte Dasein der Armen verwurzelte Helfer mehr sein kann? Nicht Etho-, nicht Techno-, nicht Bürokrat sein will, ja überhaupt nicht Macht ausüben mag? Gibt es vielleicht eine wissenschaftliche Nostalgie, einen Somatisierungsveränderer,[6] einen psychoanalytischen Hausbesucher? Ja, als so etwas Ähnliches möchte ich mich sehen. Nach vielen Jahren als Allgemeinmediziner habe ich noch eine Zusatzausbildung zum Psychoanalytiker absolviert. Mit diesem Doppelberuf, diesem zweifachen Logo, fahre ich jetzt also durch die Nächte und versuche nunmehr ein Resümee zu ziehen. Versuche einen tieferen ärztlichen Zugang zum Menschen zu erreichen und eine neue psychosomatische Methode zu propagieren, die ich inzwischen „*Analytische Psychokatharsis*" nenne. Ich will mich vorerst nicht darüber auslassen, was das genau ist, sondern weiter die schillernden Nächte beschreiben, um das gesammelte „Material" darzustellen, mit dem ich mein Vorgehen begründen will. Und ich will weiterhin den guten Regen schildern oder die wunderbare Einsamkeit erstarrter Winternächte oder delirierender Mitsommer, die mich auf meinen Touren begleiten. Und die Bühnen und Requisitenkammern, in denen sich Arzt und Patient in der Nacht begegnen.

---

[6] Unter Somatisierung versteht man körperliche Beschwerden, die jedoch unbewusste seelische Gründe haben.

Denn bei diesen Notfallbesuchen kann man alles mit einbeziehen, die Möbel in den Zimmern, die Meteorologie, die zwischenmenschlichen oft so skurrilen Momentaufnahmen, das schief an der Wand hängende Bild, die Seufzer, die Blicke. Schon der Geruch im Treppenhaus, die Namen auf den Türschildern, die verschwitzten Krankenbetten, die Tee- und Thermoskannen, verwuschelte Tücher, Tassen und Tabletten am Nachtisch – alles führt hin zu den entzündeten Körpern, den Krankheitsprozessen, den gequälten Gesichtern. Einige Psychoanalytiker haben den Begriff des „Szenischen Verstehens" geprägt. Damit ist gemeint, dass man nicht nur aus den sogenannten „freien Assoziationen", den frei geäußerten Einfällen des Patienten, eine Deutung der dahinterliegenden und verdrängten Gedanken und Motive herausziehen kann. Es ist auch möglich aus der Mimik, dem Verhalten, der Stimmung, der Umgebung, ja eben aus dem ganzen Atmosphärischen einer Szene, der ganzen theaterartigen Register, in dem sich Arzt und Patient begegnen, Schlüsse auf die Psychosomatik zu ziehen. So versuche ich also wissenschaftliche Reflexionen über den psychologisch geschulten Basisarzt und sein Klientel zu verbreiten.

Dazu muss ich kurz einschieben: im Zentrum der Psychoanalyse, der Eros / Thanatos – Dynamik, steht der Begriff der *Übertragung*. Der Patient überträgt Bedeutungen aus früheren oder anderen Beziehungen auf den analytischen Psychotherapeuten. Diese Zusammenhänge müssen dann im Rückgriff auf ihre Geschichte und in Bezug auf den Therapeuten aufgeklärt und somit schließlich dieser Übertragungsvorgang selber - weil überholt, inadäquat, etc. - aufgelöst werden. Mit der gleichen „Hand", mit der man die Bedeutungen dem Unbewussten entrissen hat, muss man die eigene Geschichte dann neu, in eine bewusstere Zukunft hin, schreiben. Dies gelingt natürlich im Notdienst und in einer Psychosomatik nicht so ohne weiteres. Aber der Kern der Sache, die *Übertragung* und ihre Auflösung, können auch hier eine zentrale Rolle spielen.

Dabei ist die *Übertragung*, insoweit sie positiv ist, ein bisschen auf der Seite des Eros. Schon das Eintreffen als Notarzt fördert natürlich eine gewisse positive Erregtheit des Patienten, während die

Ernüchterung durch eine noch etwas in Unbestimmtheit gelassene Diagnose deren Abkühlung und Auflösung (also die Thanatosnähe) herbeiführt. Gerade war ich wieder bei dem, was man das tägliche Brot meiner Einsätze nennen könnte, wie etwa Rückenschmerzen, Grippe oder Darminfekte. Da muss man meist nicht so viel überlegen. Ist es ein gefährlicher Zustand einer Bandscheibenerkrankung oder nur eine Lumbalgie, ein eingeklemmter Nerv, eine Distorsion eines der kleinen Wirbelgelenke, die über sogenannte Bogenfortsätze den Wirbel nach hinten und unten mit einer ebenso kleinen Gelenkfläche des nächsten Wirbels nach hinten und oben verbindet? Meistens ist es eben nicht die gefährliche Bandscheibe oder der Verdacht auf einen Tumor, sondern nur diese als Letzteres geschilderte Lumbalgie, und dann hilft gelegentlich bei so etwas schon ein chiropraktischer Ruck, oft jedoch auch ein Schmerz- und Entzündungsmittel und etwas zum Einreiben. Danach gehe ich wieder, obwohl man auch hier – wie bei den vorigen Fällen – an viel mehr denken könnte: Intensivere Diagnostik und Therapie vor allem auch in psychosomatischer Hinsicht.

Trotzdem: indem man den Patienten untersucht, wie man seinen Körper berührt, anfasst, ja fast intim „begreift", kann seine *Übertragung* anfänglich erst einmal ins Positive, Anheimelnde, Innigliche steigern. Dann, wenn man ihm nunmehr mit Worten vermittelt, dass nichts Wesentliches oder Gefährliches fehlt (zu sagen, dass ihm nichts fehlt, wäre ein inzwischen jedermann bekannter Fehler), sondern dass Verspannungen, Abnutzungen, Funktions – und nicht Organstörungen vorliegen, löst man diese *Übertragung* wieder etwas auf. Der zuerst scheinbar mit Ethos, Eros, Elan, zuwendende Arzt wird jetzt plötzlich sachlicher Wissenschaftler und – wenn auch nicht ganz thanatosbezogener – so doch kühler, fachlicher Ernüchterer. Die anfänglich im Patienten aufsteigende positive Erwartung, Neugier, Entdeckerfreude (der Arzt und er selbst entdecken die Ursache des Leidens zusammen) wird von zunehmender Bewusstheit, Klarheit und schlichter Normalitätswahrnehmung wieder abgelöst.

Hier, bei diesen Rücken- und Gelenksleiden, kann man natürlich auch von der krankengymnastischen Seite her viel tun. Der Krankengymnast kann noch mehr als der Arzt als ein Psycho- Therapeut mit den Händen gelten, obwohl er sich Physiotherapeut nennt. Vor allen Behandlungen nach der Methode von G. D. Maitland, nach der nicht nur das kranke Gelenk, sondern der gesamte Zusammenhang mehrerer Gelenk-, Sehnen- und Muskelstörungen und der entsprechenden Neurologie therapeutisch einbezogen wird, sind sehr erfolgversprechend.[7] Wenn man einen Halswirbel behandelt – so diese Methode -, muss man auch nach den Hüft- und Iliosakralgelenken sehen, denn die gesamte Statik, die gesamte Statur, ist wichtig. Viel zu schnell landet man sonst bei den Orthopäden, die heute in Monster-Firmen organisiert sind, ausgestattet mit Röntgen- und Kernspintechnik, mit Operationssälen, Fräs- und Bohrgeräten, Iridiumtitanplatten, Knochenzement und Spezialschrauben (dynamischen Hüft- und Beckenschrauben z. B.), aber natürlich auch mit Edelstahlendoprothesen, -stiften und Nägeln und Verdratungsmaterialien und weiß Gott was noch allem. Noch Mitte letzten Jahrhunderts hat es das alles nicht gegeben. Was haben die Leute früher bei Rückenbeschwerden gemacht?

Sie haben ein ganz anderes Leben geführt. Sie waren nicht so körperfremd. Sie sind in die heißen Quellen gestiegen, haben Einreibungen gemacht und es ausgehalten. Sie haben viel mehr ausgehalten als wir. Sie haben mehr körperlich arbeiten müssen. Ständig haben sie etwas getragen, gehoben, geschleppt und gezogen. Was hat es für einen Sinn, das alles aufzuzählen, denn heute wie damals war es einfach nicht gut, Rückenleiden zu haben. Doch unsere Osteosynthesen (Einsatz von künstlichem Material in Gelenke und Knochen) sind oft problematisch, denn man kann sie nicht mehr rückgängig machen, wenn es schief gegangen ist. In den letzten Jahren hat z. B. die Diagnose „Spinalstenose" (eine Verengung des Wirbelkanals) ungeheuer zugenommen. Und es wird ständig operiert. Diese Verengung, die oft nur gering ist und durch Knochen-

---

[7] Maitland, G. D., Manipulation der Wirbelsäule, Springer (2008) und Literatur anderer Autoren über diese Methode (z. B. Therapiekonzepte in der Physiotherapie, Thieme)

verdickung entsteht, ist nicht immer wirklich die Ursache der Schmerzen. Jeder Medizinstudent kennt schon die Röntgenbilder mit Osteochondrose (Knochenverdickungen) und Spondylose (Wirbelarthrose), die ganz schrecklich aussehen, aber der Patient hat gar keine oder kaum Schmerzen. Und umgekehrt gibt es die Kranken, die schlimme Schmerzen äußern und kaum einen Befund aufweisen. Manche Ärzte fragen sich daher, ob es die Spinalstenose als ernst zu nehmende Erkrankung wirklich gibt. Ist sie ein moderner Mythos? Ein Syndrom (etwas, wo vieles zusammenliegt), das man genauso schamanistisch behandeln könnte, würden wir daran glauben können. Doch wir glauben an die Technik und wie man es eben auch materialistisch neurochirurgisch angeht. Aber ist der Schamane wie der Neurochirurg wirklich optimal?

Man muss die Krankheit in den Gesamtrahmen, den das allgemeine Leben, das Schicksal und die Lebensweise (Ernährung, Bewegung) des Patienten darstellt, einordnen. Berufliche, emotionale, genetische, psychosomatische und viele andere Faktoren wirken zusammen, ohne diese klinische Gesamtschau keine wirklich brauchbare Diagnose. Doch jeder Spezialist sieht nur seine konkreten Aspekte. Da liegt das Problem. Aber ich will hier keiner dieser unwissenschaftlichen „Ganzheitsmedizinen" das Wort reden. Was meinen Bereich angeht, so kann ich nur den Versuch machen, so schnell wie möglich in das Herz des Krankheits-Problems vorzustoßen. Ist es etwas für die Klinik oder nicht. Wenn nicht, gebe ich dem Patienten selbst im Notdienst oft eine kleine Broschüre,[8] die ich selbst zusammengestellt habe und die ihn auf dieses Problem des Gesamt-Rahmens verweist. Ich gebe ihm eine reale Linderung (durch ein Medikament oder sonst etwas) und dann eben noch etwas, mit dem er sich belesen kann. Das muss reichen.

In der Broschüre ist dann noch ein Hinweis auf mein Verfahren der bereits erwähnten *Analytischen Psychokatharsis*.[9] Das ist ein wissenschaftlich begründetes Entspannungsverfahren, von dem ich

---

[8] Siehe Anhang 1
[9] Siehe Anhang 2

noch berichten werde. Wenn der Patient sich dafür interessiert, wird er sich diesbezüglich rühren. Mehr kann ich nicht tun. Der Patient mit den Rückenschmerzen, den ich gerade besuche, ist übergewichtig, seine Ehefrau kann seine Klagen schon nicht mehr ertragen, der schwere Fernsehsessel in der Mitte des Zimmers ist Ursache-, Verlängerungs- und Folterstuhl in einem. Auch der Vater war schon so, zeigt ein Foto auf dem Regalsims. Nachdem ich der positiven *Übertragung* Raum gegeben habe, führe ich nur eine kurze Konversation und gebe dem Patienten eine Spritze und die kleine Broschüre.

Ach, würden diese Patienten doch etwas Gymnastik oder Yoga machen. Früher habe ich mich oft mit Yoga beschäftigt, allerdings mehr mit dem passiven, meditativen Yoga. Der körperliche Yoga, der Hatha-Yoga, ist viel zu umständlich für die heutigen und westlichen Menschen. Aber etwas mehr Bewegung, etwas von der Art chinesischer psycho-physischer Übungen, die die Leute dort morgens in ihren Parks machen, würde schon genügen, um die Situation unserer chronisch Rückenkranken zu verbessern. Wenn man anfängt sich der Maschinerie orthopädischer Spritzen zu überlassen, ist man schon im Abseits. Ganz generell gehe ich eigentlich von Folgendem aus:

Die Schulmedizin ist in erster Linie Notfallmedizin. Im Notfall kann man nicht mit homöopathischen oder anderen alternativen Heilmethoden arbeiten. Im Notfall ist es gut, einem Asthmakranken eine Theophyllin Spritze zu geben, die zudem etwas Kortison enthält. Dazu gibt man ihm einen Sprühstoß aus einem kurz- und schnellwirkenden Betamimetikum (ein Medikament, das die Betarezeptoren stimuliert, die die Bronchien erweitern). Für die weitere Behandlung eines Asthmakranken kann dann eine andere Form der Heilkunst durchaus sinnvoll sein. Er kann Behandlungen in einem Meeres- und Reizklima vornehmen oder Inhalationstherapien durchführen. Das raue Klima der Nordsee oder des Atlantiks, die herbe, jod- und salzhaltige Luft – bei mir führt schon der Gedanke daran zu einem freieren Atmen! Man kann Naturheilmittel einnehmen und Psychotherapie betreiben. Natürlich gibt es auch sinnvolle schulmedizinische Behandlungen, vor allem bei chronisch und schwer Asthmakranken oder chronisch obstruktiven Bronchitikern.

Die Schulmedizin ist also Notfallmedizin und kann auch bei schweren chronischen Leiden das richtige Verfahren sein. Aber an der Entscheidung, welche Therapie man wählt, sollte der Patient immer beteiligt werden. Wer an die Homöopathie glaubt, dem sollte man sie nicht verwehren. Ich glaube nicht, dass sie auf einer so genannten energetischen und informatorischen Ebene wirkt, wie es die Homöopathen behaupten. Vielmehr denke ich, dass es das beidseitige ernsthafte Bemühen ist, insofern es sowohl vom Patienten wie auch vom Arzt ausgeht, das eine Wirkung auf psychosomatischer Ebene erzielt. Arzt und Patient schließen mehr oder weniger einen Pakt, der - zugegebenermaßen - etwas magische Elemente enthält. Es liegt etwas Ritualistisches, Operationalisiertes in den meisten dieser alternativen Heilmethoden. Aber das ist es ja, was ich hier klären will: wie kann man im allgemeinen ärztlichen Alltag stets auf dem Höhepunkt einer Wissenschaftlichkeit verfahren und dennoch diese alternative, psychosomatische Seite miterfassen? Es gibt gar keine andere Möglichkeit, als dass man den Patienten von vornherein mit seiner Subjekt-Seite, mit seiner Subjekt-Bezogenheit in das gesamte Heilverfahren einbezieht. Oder man verbleibt eben in dem Gegensatz naturwissenschaftlicher begrenzter Schulmedizin und parawissenschaftlicher, mythenwissenschaftlicher Methoden. Was schade ist.

Doch bei meinen Notdienstbesuchen bemühe ich mich um einen Ausgleich zwischen den beiden, besser noch: um einen dritten Zugang: den zu einer Wissenschaft v o m Subjekt, deren Objekt etwas Unbewusstes ist. Etwas, nach Maßgabe dessen die Menschen fühlen, handeln, denken und krank sind. Es ist ihnen nicht bewusst, dass ihre Wohnungen und ihre Beziehungen ihre Krankheiten wiederspiegeln, dass zwischen ihrer Umwelt und Innenwelt ein reziprokes Verhältnis besteht und dass dadurch etwas „Spricht". Gerade gestern war ich wieder in dem Haus, wo die Platanenbäume im Hof stehen, diesmal bei einem alten Ehepaar. Überall stand Geschirr und Zeug herum, Zeitungen und Bücher stapelten sich in allen Ecken, eine uralte Schreibmaschine, Photos, Nippes und beklebte Schachteln an verschiedenen Tischen. Die Frau saß im Schlafzimmer, eingerahmt von alten Kleiderhaufen, der Mann im Wohnzimmer neben einer Kommode. Erst war lange nicht klar, wer der Patient war, schließlich waren es beide. Sie hatte offene Füße, die von mehreren Lagen verkrusteter Binden umwickelt waren, er hatte gichtige Kniegelenke, die in selbstgefertigten Hülsen steckten. Bewegen konnten sie sich fast nicht mehr, jeder lebte in seiner Welt, sie konnten sich ein „Hallo" oder „hast du die Schere" oder „das Adressverzeichnis" zurufen, mehr war nicht möglich und auch nicht nötig. Irgendwer kam und kochte ein Essen für zwei oder drei Tage, ein anderer konnte angerufen werden, um die Medikamente zu besorgen.

Ein Jahr später habe ich durch Zufall erfahren, dass beide fast gleichzeitig gestorben waren. Auch das war also abgestimmt, aber sicher auf weite Distanz hin, averbal telekommunikativ. Bei meinem Besuch habe ich ein bisschen aufgeräumt, veraltete Medikamente entsorgt und wieder sprang ich hastig die Treppen hinunter. Diese armen alten Leute! Kein Eros mehr, nur noch Thanatos? Nein, irgendetwas lag noch in dieser geschwürigen Atmosphäre: Es „sprach" noch etwas, alte Erinnerungen, die in all den aufgetürmten Gegenständen und Photographien, den kleinen Töpfchen und Schachteln, Kassetten und Schubladen aufbewahrt waren. Etwas „tönte" noch aus dem Geächz der alten Möbel, dem Giemen der kranken Lungen, dem Gestöhn der beiden Alten heraus. Etwas, das dem Thanatos seine Schwärze, dem malerischen Schmutz der Vorhänge sein Verderben und dem schwachen Nachtlicht seine Düsterkeit nahm. Und so dem Eros noch eine blasse Sinnlichkeit zurückgab. Es muss immer – so denke ich mir – noch soviel Glanz, noch so eine Art flüchtiger Helligkeit in der Situation vorhanden bleiben, dass man sich mit ihr irgendwie verbunden fühlen kann. Selbst in den hässlichsten Hinterhöfen glimmen aus den Mauerritzen noch ein paar frisch-grüne Gräser hervor, und selbst aus den verwelktesten, vergilbtesten und von Krankheiten zernagtesten Körpern leuchtet noch etwas von der Liebe zum Leben heraus.

Es regnete auch an diesem Tag und ich blieb einige Augenblicke unter dem Dach einer der Platanen stehen. Wunderbar diese großen schützenden Blätter, dieser dunkelgrüne pflanzliche Schirm, die Ruhe im Hof, die Geborgenheit, die dieser majestätische Baum erzeugte. Schon der Wortklang: Platane – Pflanze, Ahne, war wie ein urvertrauter Name, mittelmeerisch, tropisch. Ich baue mich mit solchen Assoziationen auf, lenke mich dadurch vom Elend der Leiden und des Sterbens ab, gehe rasch wieder zu meinem Taxifahrer, der neue Aufträge meldet. Denn wenn ich in meinen Gedanken noch lange bei den beiden hilflosen Alten verblieben wäre, wäre ich vielleicht auch hilflos geworden (Hilflosigkeit ist ein anständiges Gefühl, man muss es nur rechtzeitig, sozusagen im letzten Moment, verlassen).

Diesmal geht es zu einem Alkoholiker. Er bestreitet zu trinken, aber die Freundin hat uns gerufen, „weil sie es nicht mehr aushält". Ja, drei Bier am Abend trinkt er schon, er sieht elend aus, denn er isst kaum etwas. Die Kalorien kommen aus dem Konsum von C_2H_5OH. Ich habe jetzt keine große Lust, ihm eine Moralpredigt zu halten. Natürlich trinkt er fünfzehn oder zwanzig Flaschen am Tag. Die Leute bagatellisieren das immer. Aber ich mache ihm ein Angebot, sich mit Distraneurin Tabletten zu Hause zu entziehen. Das Zeug macht selbst süchtig, aber ich gebe ihm nur sieben Tabletten bis übermorgen. Die Freundin wird sie einteilen und verwahren, darauf muss man sehr achten. Danach soll er in die Apotheke kommen und erhält nochmals vier Tabletten für die nächsten zwei Tage usw. in absteigender Dosis. Wieder sieht es trostlos in der Wohnung aus, wieder volle Aschenbecher. Diesmal retten mich keine Platanen und auch die Nachtluft euphorisiert mich nicht.

Alkohol, Drogen, Aggressivität. Alles führt zu so viel Leid, Kosten und geistiger Verflachung. Es fehlt ein klares Konzept – wenigstens im Gesundheitswesen. Der Patient wird vom Medizinmanagement verwaltet, vom mechanistischen Weltbild katalogisiert und vom technisch Machbaren wieder in Schwung gebracht. Es fehlt bei den meisten Menschen einfach die Lust, aus dem Leben etwas Besonderes zu machen. Etwas Eigenes zu entwickeln. Ein Fall soll das Problem zeigen. Ich bin bei einer Frau mit Angina pectoris, A, 1 (dringender Besuch, Herzkranker). Die Frau hat wirklich etwas, starke Brustschmerzen, die bis in den Kieferwinkel links ausstrahlen, als wäre es Zahnweh. Aber im EKG ist die ST-Strecke etwas erhöht, was ein Infarktzeichen ist. Ich gebe wieder Nitro und spitze ein Aspirin und schicke sie mit dem Rettungswagen in die Klinik. Auch dort ist sie noch voller Panik, aber die ST-Streckenerhöhung ist nicht mehr nachzuweisen. Der Kollege am Telephon bestätigt auch, dass die entsprechenden Blutwerte (Troponin, CKMB) in Ordnung sind. Die Frau hat einen Krampf, einen Spasmus der Herzkranzgefäße (Koronargefäße) gehabt, was vorübergehend Infarktsymptome verursachte. Man spricht auch vom Syndrom X oder der Prinzmetalangina.

Ich habe in meinem Buch „Herzsprache, eine Psychoanalyse des Herzens" das Thema aufgegriffen, wie verwirrend die kardiologische Forschung ist und dass die Menschen sich eben selber darum kümmern müssen und dass sie ihre Krankheit auch nach eigenen Kategorien verstehen lernen müssen. Man kann sich nicht nur auf die institutionalisierte Wissenschaft verlassen, man muss sehen, was es noch an anderen Möglichkeiten gibt und was die Krankheit im psychosomatischen Sinne bedeutet. Es gibt immer auch eine unbewusste, körperlich/seelische oder seelisch/körperliche Seite jeder Krankheit. Man muss sich darüber informieren, selbst die Sache studieren und in die Hand nehmen. Den Hausarzt und den Psychosomatiker befragen. Einerseits meine ich das, wenn ich sage, man muss mit Engagement aus seinem Leben etwas Wertvolles machen. Die andere Seite ist die mehr psychologische. Psychischstrukturelle.

Als die Frau später zu mir in der Sprechstunde erschien, kam nämlich noch heraus, dass sie diese Angina pectoris Anfälle seit dem Tod des jüngeren Bruders hatte. Ihre Eltern seien schrecklich gewesen, sagte sie, aber zu dem um vier Jahr jüngeren Bruder hatte sie ein inniges Verhältnis. Sie verstanden sich so gut, aber als er siebzehn und sie einundzwanzig war, brachte er sich unvermutet um. Sie hat das nie überwunden. Mit ihm konnte sie alles bereden und dann das! Unbegreiflich einfach. „Aber es muss doch einen Grund gegeben haben", fragte ich. Sie verneinte strikt. Und doch, dachte ich mir, vielleicht war es eben gerade das so innige, das zu innige Verhältnis zum Bruder, das ähnlich innig war wie das der antiken Antigone zu ihrem Bruder Polyneikes. Diese Antigone sagte doch tatsächlich, dass man den Verlust eines Ehemannes oder eines Kindes eher verkraften könne, als den eines Bruders, weil die ersteren könnten wieder ersetzt werden, letzterer nicht! Das war schon ein happiges Argument! Rein sachlich richtig, aber ethisch, psychologisch irgendwie fatal.

„Sie tragen Ihren Bruder noch in sich herum als lebenserhaltene Mumie. Sie balsamieren ihn jeden Tag ein, und das verkrampft ihr Herz! Aber er ist tot, Sie müssen ihn lassen, das ist wie Nekrophilie", wagte ich zu sagen. Denn in Wirklichkeit war es ja noch schlimmer: das Ganze hatte ja auch noch etwas Inzestuöses an sich, und das konnte man ihr nicht gleich vermitteln. Da sind Eros und Thanatos wieder zu nahe beieinander, das ist das Tragische. Darauf musste sie vielleicht eines Tages selber kommen. Und zudem – wie gesagt – sollte sie sich um herzentspannende Methoden kümmern und nicht immer in die Kardiologie rennen. Obwohl meine psychologische Deutung vielleicht ein bisschen vorschnell war, glaube ich, dass etwas Wahres dran ist. S. Kierkegaard unterscheidet bezüglich des Tragischen das Leiden vom Schmerz. „In der antiken Tragödie (z. B. der von Antigone) ist das Leid tiefer, der Schmerz geringer; in der modernen ist der Schmerz größer, das Leid kleiner", schreibt er.[10]

Ich hatte schon dreimal solche Fälle einer spastischen Angina pectoris. Immer steckte eine Tragik dahinter, wobei eben der Schmerz im Vordergrund steht. Das Leidvolle der eigenen Komplexe, die doch auch eine Rolle bei diesem Herzkrampf spielen, wird nicht gesehen. „Der Schmerz steht im geraden, das Leid im ungeraden Verhältnis zum Gedanken der Schuld", so Kierkegaard weiter. Die

---

[10] Kierkegaard, S., Der Reflex des Antik - Tragischen im Modern-Tragischen, in Philosophische Schriften, Verlag Zweitausendeins (2007) S. 121

obige Patientin wird ihre Schuld nicht sehen, das Trauma der Bruder-Schwester-Beziehung geht bei ihr ständig wie ein Blitz von oben bis nach unten durch: Schmerz, kein Leid. Aber nur im Leid kann man das Trauma, den Komplex bewältigen. Nur in der Sicht und Verarbeitung der tragischen Zusammenhänge könnte die Patientin ihre spastischen Herzattacken lösen. Als Notarzt, aber auch als Arzt in der Sprechstunde, ja vielleicht selbst als Psychoanalytiker tut man sich da schwer, durch Deutung diese Zusammenhänge auf zu decken. Der psychosomatische Kranke will eben nicht Neurotiker sein.

Ob zudem von der naturwissenschaftlichen Seite her der Krampf des Herzkranzgefäßes wirklich die letzte Erklärung ist, ist ebenso noch unklar. In den fünfziger Jahren des letzten Jahrhunderts gab es vor allem bei uns in Deutschland Forschungen, die nicht allein im verengten Koronargefäß die Ursache für Angina pectoris oder Herzinfarkt sahen. Man vermutete auch Veränderungen in der Herzmuskelzelle selbst. Der Einfluss der amerikanischen Forschungen, die mehr Erfolge durch Verbesserung der Durchblutung an den Koronargefäßen nachwiesen, verdrängten die Theorien und Befunde derjenigen Forscher, die die Herzmuskelzelle im Zentrum der Krankheit erkannten. Es gab sogar ein fast inquisitorisches Verfahren gegen einen dieser letzteren Mediziner.[11] Damals hat man versucht mit Strophantinbehandlung, das auf die Herzmuskelzelle wirkt, die Untersuchungen dieser Mediziner zu bestätigen. Denn es ist zwar inzwischen um diese Kontroverse der Herzinfarktursachen ruhiger geworden. Die Koronartheorie hat gewonnen, ihr sind einfach mehr und intensivere Forschungen gewidmet worden und ihr Anteil an dieser Krankheit ist auch nicht zu leugnen. Aber erst vor einiger Zeit sind jetzt auch von offizieller Seite her Befunde veröffentlicht worden, die wieder die Herzmuskelzelle in den Vordergrund stellen. So hat man nachgewiesen, dass örtlich, lokal, also in der Zelle selbst, Erhöhungen des Aldosterons, eines wichtigen Hormons der Nebennierenrinde (wo auch das Cortison herkommt), schwere Störungen genau im Sinne dieser Art von

---

[11] Schmidsberger, P., Skandal Herzinfarkt, Schulz Verlag (1975)

Herzerkrankung verursachen können, wie sie die Herzmuskeltheoretiker behauptet haben. Eplerenon, ein Mittel, das diese Erhöhung des Aldosterons reduziert, ist bei dieser Erkrankung und speziell auch nach Herzinfarkt zugelassen worden.[12] Aber zu dem alten Zwist, und dass jetzt doch die Herzmuskelzellforscher etwas rehabilitiert sind, hat noch niemand Stellung genommen.

Ich will damit nur sagen, dass eben die Wissenschaft, hier die medizinische, in ständiger Bewegung ist, und man sich von ihr in vielen Fällen nicht absolut sichere Hilfe erwarten darf. Nicht einmal beim Herzinfarkt, der immer noch Todesursache Nr. 1 bei uns ist, ist man sehr weit gekommen. Ich behandle diese Syndrom X – Patienten jetzt oft mit dieser neuen Substanz, obwohl das ein „off-label-use" ist (Behandlung außerhalb der Zulassung, die aber bei Erfolg gerechtfertigt ist). Tatsächlich kann man jedem Patienten nur raten, sich genau umzuhören, wer, was, wie und mit welchem Erfolg und welchen Langzeitergebnissen behandelt, denn es ist wie gesagt auch innerhalb der Wissenschaft alles im Fluss. Bis heute gibt es noch keine Stents (kleine Röhrchen), die man in die Herzkranzgefäße einsetzt und die nicht irgendwann wieder zuwachsen. Wir brauchen mündige Patienten und offenere Diskussionen über alternative Heilmethoden. Und über Eros-Thanatos-Therapien, über den Unterschied von Leid und Schmerz, antiker und moderner Tragik, Hilfe und Hilfe zur Selbsthilfe.

Dass wir nicht mehr so viel leiden wollen ist ja verständlich und Schmerz soll auch niemand aushalten müssen. Weg mit der Tragödie, hin zur psychosomatischen Therapie. Nur welche? Diese beiden Kräfte, Triebe (Eros und Thanatos), greifen so ineinander, dass man sie oft gar nicht unterscheiden kann. Man braucht nur einmal griechische Straßenverkäufer gesehen zu haben, die Lose verkaufen. Sie schreien dabei so extrem, dass man nicht weiß ob aus Geschäftslust oder Todesangst, weil sie sonst abends wieder ohne einen Cent nach Hause kommen. Oder die Eros-Thanatos-Geräusche in einem anderen Hotelzimmer: stirbt jemand oder treiben es wel-

---

[12] Willenbrock, R., Inhibition des Aldosterons, Neue Aspekte, Uni-Med (2005)

che nur miteinander? In den siebziger Jahren gab es bei dem indischen Guru Bhagwan Rajneesh eine sogenannte „dynamische Meditation". Die Leute gurrten, krächzten, schrieen, stöhnten und lärmten dabei so chaotisch, dass Todeslaute von solchen der Lust nicht mehr zu unterscheiden waren. Meditativ war das ja in Ordnung, aber man hätte die Motive schon differenzieren sollen. Es hätte ein klares „Spricht", eine psychosomatische Therapie gebraucht.

Oft komme ich zu Kindern mit hohem Fieber und Husten und Halsweh. Am liebsten würde ich ihnen kein Antibiotikum geben, es sei denn eine eitrige Bronchitis oder Tonsillitis liegt vor. Denn die Kinder wachsen heute mit einem Übermaß dieser Medikamente auf, die stets das Immunsystem etwas schwächend verwöhnen. Eine nicht geringe Anzahl von Kindern bekommt heute wegen des Aufmerksamkeitsmangelsyndroms das früher als Aufputschmittel und Rauschgift gehandelte Ritalin, andere nehmen ständig Kopfschmerztabletten und nicht wenige auch schon Psychopharmaka. Wohin soll das führen? Wir brauchen eine ruhigere Welt, viel von diesem guten Regen und überall Platanen, würde ich am liebsten sagen. Aber leider gilt so eine einfache Lösung für das Komplexe der Psychosomatik nicht.

Immerhin fand ich die Geschichte eines jungen Mannes, der über Allergien klagte und dem durch regelmäßige Cortison-Spritzen sämtliche Haare ausgefallen waren, eindrucksvoll. Ich weigerte mich, ihm wieder so eine Spritze zu geben (er hatte den Zusammenhang seines Haarausfalls mit dem Cortison noch nicht ganz erkannt). Ich gab ihm nur ein linderndes Mittel und schrieb ihm ein Attest aus, zu einer Kur an die Nordsee zu fahren. Es war Herbst und an der See schon recht rau und scheußlich. Aber er kam gebessert zurück und fuhr in der Folgezeit noch mehrmals gerade zu solch wild-rauen Jahreszeiten dorthin. Schließlich sind alle Haare wieder nachgewachsen. Und vor allem war er jetzt auch empfänglich für Gespräche bezüglich der Psychosomatik, denn die Allergien hatten auch seelische Gründe. Hätte er doch mit einer psychosomatischen Behandlung angefangen! Wäre er doch mündiger gewesen!

„Sie neutralisieren Ihre Triebe zu stark", sagte ich zu einem Mann, zu dem ich mehrmals wegen lästiger Infekte im Atemwegs- und Hautbereich gerufen worden war. Auch er war nicht mündig. Er hatte mir von seiner überprotektiven Mutter erzählt, die ihn bei jedem Schnupfen mehrmals am Tage anruft, Ratschläge gibt und Tröstungen verteilt. Natürlich will er diese Telephonate nicht, aber was wollte er dann? Wollte er den „Klang" der Mutterstimme hören, wollte er dem wärmenden Rascheln, dem Lispeln menschlich-mütterlicher Laute lauschen? Er war mutterfixiert. „Gehen Sie doch das Singen des hohen Schilfs hören, die Blätter-im-Wind-Geräusche, das Pfeifen der Rohrdommeln ...", hätte ich am liebsten zu ihm gesagt. Aber es schien mir dann doch zu sentimental-naturalistisch. So ein Ratschlag wäre ja noch abwegiger gewesen wie die Inzestdeutung bei der Angina-pectoris-Patientin. Also wählte ich doch wieder den psychoanalytischen Zugang, obwohl dieser wie gesagt so – quasi aufoktroyiert - gar nicht funktionieren kann. Man müsste sich zuerst auf eine analytische Beziehung einigen und einen Raum dafür schaffen. Aber was soll man im Notdienst tun? Wenn ich ihm nur ganz sachlich eine Therapie empfehle, geht er nicht hin.

Diese überprotektiven Mütter sind genau so schädlich wie der konfessionelle Religionsunterricht. Weder mit dem einem noch mit dem anderen können die Söhne eine Vateridentität aufbauen. Mein Patient hatte selbst erkannt, dass die väterliche Stimme zu weich war, argumentativ zu lasch, inhaltlich zu pauschal. Der Tenor der Mutter hatte dagegen stets vorgeherrscht und so blieb er ihm verhaftet, ein akustischer Ödipus sozusagen. Und tatsächlich: die Mutter ging sogar manchmal – wenn sie zu Besuch war – soweit, ihm selbst die Nase zu putzen. Sie förderte den Ausstoß des Ejakulats aus der Nase – wenn das jetzt nicht zu freudianisch klingt – um ihn (unbewusst) weiterhin an sich zu binden. Auf jeden Fall war in Dur und Moll eine Vertrautheit, eine behaglich gewohnte Nestharmonie zwischen ihnen beiden, Mutter und Sohn. Was brauchte man da eine eigene Familie gründen, sich gesellschaftlich irgendwo zu engagieren und einen Durchbruch in der gesundheitlichen Robustheit zu versuchen! Was brauchte dieser junge Mann noch nach dem napoleonischen Dreiklang von victoire, vitalité, vitesse, zu streben! Der Tag war strukturiert – wie das modernerweise heute die Sozialpädagogen nennen, er war strukturiert durch die Anrufe und die ständige Präsenz eines matriarchalen Bildes, einer doppelten Mutterimago: einer mater dolorosa und der femme fatale.

Denn diese Mutter verstand es, nicht nur warm und gefühlsstark zu sein, sondern auch interessant! „Meine Mutter umgibt fast ein Geheimnis", sagte der Patient zu mir, „sie verbreitet Atmosphäre." Klang das nicht sehr nach dem 'odor di femina', nach dem Duft der Frauen, aber das heißt in diesem Zusammenhang doch nach dem Duft einer mütterlichen Verführung? Egal, es geht einem damit wirklich so wie mit den Marienbildern: sie sollen zu grenzenloser Sanftmut, die aber doch nur Unterwerfung und zu kitschiger Anmut, die aber doch nur verdrängte Erotik ist, verführen. Deswegen denke ich, man sollte in den Schulen Religion ins Fach Geschichte eingliedern, denn was brauchen wir diese veraltete Moral? Und auch Mathematik sollte vereinfacht und mit anderen naturwissenschaftlichen Fächern zusammengelegt werden, mit mehr Schwerpunkt auf die neue Einsteinsche Geometrie (Topologie), die das Naturverständnis aller beteiligten Fächer verbessert. Dafür würde Platz frei für ein neues Fach: Beziehungskunde! Warum lernen wir nicht in der Schule, wie man mit zwischenmenschlichen Beziehungen umgeht, wie vielschichtig die Beziehung zwischen Mann und Frau ist (nicht nur sexualkundlich) und die zwischen Eltern und Kind, Einheimischen und Fremden und Universitätsdozent und Schüler. Und wie man mit sich und Krankheiten umgehen kann und muss.

Ich fange an, larmoyant zu werden. Und belehrend. Aber ein bisschen psychoanalytische Gruppendynamik könnte man in der Schule doch auch schon ausprobieren. Hätten wir (ich spreche von meiner, nämlich der ersten Nachkriegsgeneration) schon so eine Beziehungskunde gehabt, hätten wir doch viel ernsthaftere, schönere, echtere, wärmere Gespräche mit den Jugendlichen vom anderen Geschlecht geführt. Auch heute noch vertut die Jugend ihre beste Zeit mit Angebereien und narzisstischer Schau, mit zuviel Alkohol, maßlosen Eitelkeiten und Protz. Aber ja, einiges muss eben sein. Anders würde die Menschheit nicht überleben. Ich schreibe dies alles ja nur, weil ich verzweifelt nach einer Lösung dafür suche, wie ich meine Notdienstnächte wenigstens ein bisschen in den Dienst einer Anthropologie, einer komplexeren Psychologie oder Psychosomatik stellen könnte. „Seid Menschenfischer" hat es doch im Neuen Testament gegenüber den banalen, trüben, gewerblichen Fischern geheißen! Fischt die Menschen, die euch doch genug und ständig umgeben und zieht sie in eurem Netz (einer guten psychologischen Theorie) hinter euch her, um sie rechtzeitig wieder zurück zu werfen (Auflösung der *Übertragung*) in das ihnen eigene Gewusel. Kein Dogma und keine rein universitäre Gelehrsamkeit könnte hier helfen.

Diesmal habe ich einen Taxifahrer, der ständig versucht, lateinische Zitate in seine Statements einzuflechten. So spricht er nur „Pro domo" und seine Arbeit geht nur „Per aspera ad astras". „Summa summarum" sage ich, „könnten Sie ruhig etwas schneller fahren". Ich persifliere ihn, aber er merkt es gar nicht. Er ist schon in Rente und fährt nur noch aushilfsweise, so hat er mehr Zeit für die Freundin und den Hund, sagt er. Er ist kein Opfer für meine Menschenfischerei. Wir blödeln etwas, dann palavert er und ich und ich und er. Lästige Fahrt, manchmal etwas Stau, dumme Autofahrer sind unterwegs, ich gehe nicht, sondern laufe zu den Wohnungstüren, klingle mehrmals, um alles schneller hinter mich zu bringen. Ein paar hundert Taxifahrten habe ich insgesamt schon in den vielen Jahren erlebt und kenne die Lebensgeschichte der meisten Fahrer. So sehr dieser jetzt auch lateinisch spricht, er fährt mich wenigstens selbst über verbotene Bürgersteige bis an die Haustüren. Am Türschild steht Echamadi.

Eine persische Familie, überfreundlich. Ich war schon in Hammadan, Isfahan, Theheran sage ich, noch zur Zeit des Schahs. Ja, jetzt sei es trübselig dort, entgegnen sie und bieten mir Getränke und

Gebäck an. Die Frau hat es mit der Galle, die Leber ist verfettet, der ganze Stoffwechsel mau. Auch die Kinder sind übergewichtig, auf großen kupfernen und silbernen Tabletts liegen Süßigkeiten und andere Dinge hoch aufgetürmt durcheinander. Wohlleibige Fülle. Auch hier wahrscheinlich niemand für die Menschenfischerei. Wir sind nicht ausländerfeindlich, Deutsche und Iraner waren immer Freunde, konstatieren wir uns gegenseitig. Herzlich. Gut. Ich kenne auch Firdausis Schahname. Davon wussten sie selber nichts Genaues. Willkommen und andere nett gemeinte Worte.

Und sie haben Würde und Moral. Es gibt für sie einen absoluten, einen starken, mächtigen, guten, wahren, unverbesserlichen Gott. Einen G, o, doppelt t, einen Festen, Felsenfesten. Ich spotte hier nicht, sie beeindrucken mich, weil wir dies längst durch all die Schauergeschichten der katholischen Kirche und ihre über-ausufernden Theologien sowie ihre merzedesbestückten fettleibigen Bischöfe verloren haben. Und mit den einzelnen Buchstaben will ich ausdrücken, was auch schon James Joyce Protagonisten Stefan Dädalus zur Verzweiflung brachte: „that God is God and his name is God". Kleben wir nicht an den Lettern, während diese Iraner noch ernsthaft glauben und verzückt beten können? Ich sehe das an ihren Gesichtern. Man muss nicht schauen, ob ein Koran herumliegt. Sicher, auch sie werden eines Tages – vielleicht schon bald – in ihren Überzeugungen nachlassen und durch die Krise des modernen Denkens gehen. Aber sie haben auch solche poetischen Philosophen wie Saadi, Hafiz, Shamaz Thabräz und Maulana Rumi im Hintergrund, deren Gedichte uns heute noch bezaubern können. Ich schreibe ihnen beindruckende Medikamente auf, denn nur das hilft. Homöopathie wäre hier Teufelswerk und Psychotherapie ebenfalls. Es müssen teure, hochentwickelte Pharmazeutika sein, denn Deutschland ist ja schließlich nicht Persien. Was die Inbrünstigkeit angeht sind sie uns weit voraus, aber sie mögen uns wegen unseres Wissens, unserer Technik. Liegt es da nicht nahe, eine Methode zu suchen, die beidem Raum gibt?

Die Situation ist oft auch bei den türkischen Patienten ähnlich. Auf jeden Fall ein gescheites Antibiotikum bei jedem Kratzen im Hals,

Husten oder kleiner Erkältung. Und wenn man es ihnen nicht gibt, dann argwöhnen sie Fremdenfeindlichkeit. Oder sie haben schon gehört, dass im deutschen Gesundheitswesen gespart werden muss, und dass man ihnen nur deswegen nichts aufschreiben will. Gottseidank kenne ich diese türkische Familie, bei der ich anschließend gelandet bin. So kann ich der lauthals lamentierenden Frau erklären, was ich meine und dass ihre Schmerzen wirklich keine bösartige Ursache haben, wie sie vermutet. Sie will unbedingt ins Krankenhaus, weil sie sonst sterben muss. Ich setze ihr auseinander, dass man im Krankenhaus nur unangenehme Untersuchungen macht, Behandlungen kann man viel besser in einer Sanatoriumskur haben. Doch da will sie natürlich nicht hin, denn da wäre sie zu weit weg von der Sippschaft. Also einigen wir uns auf eine ehrfurchteinflößende Injektion.

Immerhin war diese Frau wirklich krank, sie hatte eine leichte Entzündung ihrer Iliosakralgelenke, während bei uns mehr die „kranken Gesunden" das Problem sind, wie ein Hausarzt kürzlich berichtete.[13] Also die Leute, die gesund sind, sich aber für krank halten. Wie kann man einer Multi-Kulti-Medizin gerecht werden? Schwierig, aber ich mag diese Vielschichtigkeit, in der die Psychosomatik noch von einer ethnisch-kulturellen Ebene überlagert wird. Je vielschichtiger, desto besser und es wird die Zukunft des Hausarztes sein, sich damit zu befassen, befreit man ihn nur von Bürokratie und Therapievorschriften. Doch er wird nicht mehr nur Hausarzt sein, er wird *analytischer Psychokathartiker* sein (ich erkläre das noch mehr und mehr).

Neulich war ich bei einem jungen Araber, den seine Familie hier zur Ausbildung schicken wollte. Aber er bekommt schon bei Aufregungen mit seiner Familie psychomotorische (leichte epileptische) Anfälle. Er ist ein smartes Bürschchen, seine einzige Freude ist es, mit seiner Freundin in Arabien zu telephonieren. Diese Freundin hat er – so bekomme ich erst spät heraus – bisher nur einmal und dazu auch nur völlig verschleiert gesehen. Ja, wie er da

---

[13] Kamps, H., Med. in Germany, SZ vom 23.8.08, S. 18

von Freundin sprechen kann, frage ich ihn. „Aber ich habe doch schon Hunderte von Stunden mit ihr geredet," erwidert er. „Wir kennen uns besser als viele Europäer ihre Frauen kennen, mit denen sie schon vor der Ehe hundert Mal geschlafen haben!" Es ist gut, dass die Welt unsere abendländisches Know how in weiten Bereichen übernommen hat, aber auch wir können noch viel vom Orient, von Asien oder Afrika lernen, scheint mir. Nicht das Verschleiertsein, aber das miteinander Sprechen.

Wenn wir arroganten Europäer eine vollkommen schwarz verschleierte Frau sehen, denken wir, dass sie entstellt, unterdrückt, wie vom Tod gezeichnet wird. Aber fördert dieser Tod eben nicht einen ganz bestimmten Eros? Dieser junge Araber redete mit seiner Freundin viel persönlichere, echtere, phantasievollere Dinge, denn egal wie sie wirklich aussah, sie war eine orientalische Prinzessin für ihn. Zudem habe ich am Basar in Damaskus gesehen, was die Frauen unter den schwarzen Burnussen tragen: hauchdünne Perlschnurkleider, die nur Glitzerfäden eines Gewandes sind, eine total durchsichtige Zauberverhüllung. Mag sein, dass sich im nahen Osten seit Harun al Rashid und tausendundeiner Nacht nicht viel geändert hat, und wir uns nicht durch solche Faszinationen mehr begeistern können. Aber das Beispiel zeigt wieder einmal, dass jeder Tod einen besonderen Eros hervorruft und umgekehrt. Natürlich sind die Frauen unterdrückt worden und werden sie immer noch, aber sie sind es auch, die die Männer in der Tasche haben.

Nacht und Eros

Warum insistiere ich immer so auf dem Zusammenhang von Liebe (Eros) und Tod (Thanatos)? Ganz einfach: weil ich eben am liebsten auch selbst mit der Liebe heilen würde. Damit meine ich nicht die Nächstenliebe, dieses christliche „liebe deinen Nächsten wie dich selbst", über das sich auch schon S. Freud befremdlich geäußert hat. Dass ausgerechnet die eitle Eigenliebe ein Maß für die Liebe zum anderen darstellen soll, ist schon ziemlich absurd. Aber es könnte ja eine Liebe sein, die gerade dadurch Liebe ist, weil sie dem Tod trotzt. Weil sie mit dem Tod konfrontiert ist, ja, sich auf ihn einlässt. Es geht ja um die Liebe, um Eros als Prinzip, das geistig bestimmt ist als das, was den Geist ausschließt.[14] Um den Eros in seiner abstrakten, aber durchaus sinnlichen, besser: sinneshaften (was nicht heißt körperlichen) Form. Um einen transzendentalen, aber auch kämpferischen Eros sozusagen, der also speziell durch seinen Symbolwert und seine Kampfesform bestimmt ist: Kampf gegen wen? Eben gegen den und mitten im Tod. Dieser Eros hat noch keinen Namen (früher hat man Gott gesagt, weil dieser als unsterblich bestimmt war, aber den haben uns die Pfarrer und Theologen gründlich verhunzt). Es geht also um das Paar Tod / Eros, das immer nur zusammen auftritt, um den Eros-gegen-Tod oder mathematisch ausgedrückt: Eros $\rightarrow$ |Tod, eine Formel, die man wie ein durchschlagendes Symbol verabreichen können müsste.

Oft fahre ich auch in warmen oder schwülheißen Nächten und ohne Regen. Man kann im Hemd herumlaufen und sich wie ein Tropenarzt fühlen. Ein Urwalddoktor. Von so etwas habe ich früher einmal geträumt, aber ich weiß natürlich inzwischen, dass die Urwaldmedizin nur dann schön ist, wenn man das ganze Arsenal der modernen Medizintechnik zumindest im näheren Hintergrund hat. Heute war ich bei einer jungen Frau in einer vermüllten Wohnung, und das stellt eine andere Art von Dschungel dar. Man konnte nur durch einen schmalen Gang zwischen Kartons, Illustriertenstapeln und Textiltürmen zur Patientin gelangen. Angst und Depressionen. Wieder einmal jemand, der schon oft und viel Psychopharmaka genommen hat, und was soll ich jetzt anders machen als wieder welche geben? Ich gestehe offen mein Dilemma. Ja, auch Psychotherapie hat sie schon gemacht, drei Jahre lang und war auch schon in einer psychosomatischen Kurklinik. Sie hat einen Halbtagsjob, schlecht und recht. Und mit den Männern ist alles katastrophisch. „Die wollen immer nur mein Pelzchen", sagt sie, und schaut ver-

---

[14] Das ist eine Redewendung des Philosophen S. Kierkegaard, der sagen will, dass man durch alles, was man irgendwie setzt, artikuliert, also im Geistigen formt, das Eigentliche, was man geistig ausdrücken möchte, ja wieder ausschließt.

schämt nach unten. „Na ja, es ist halt das, was man sieht", sage ich nicht gerade sehr geistvoll, aber wahrscheinlich doch psychologisch nicht unkorrekt. Denn die Fachmeinung ist ja die, dass für die Menschen das Geschlecht, das man nicht sieht, auch nicht existiert. Das heißt, es existiert dafür mehrfach, enigmatisch, vielverheißend, symbolisch überfrachtet. Das macht die ohnehin schon sexistischen Männer zu unruhig, zu grob, zu unnachsichtig. Ich erkläre ihr das ein bisschen. Sie solle es doch nochmals mit der Psychotherapie versuchen, schließe ich. Hier könnte es mit der Menschenfischerei vielleicht klappen.

Die Patientin hat auch Unterleibsbeschwerden und ich muss mich dem „Pelzchen" nähern. Aber ich lasse „es" betont zugedeckt, doppelt eingepackt. Nein, am Bilddarm ist nichts, auch nicht an den Adnexen (Eileiter, Ovarien), es sind nur ihre Ängste und ich gebe ihr ein Mittel und nochmals den guten Rat, zu einem Menschenfischer zu gehen. Ich sage absichtlich dieses Wort, wobei ich streng reserviert bleibe und betone, dass hier – in welcher Therapie auch immer, die Frauen nicht als Sexualobjekte gesehen werden dürfen. Sie ist eine hübsche Person, aber was hat sie davon, wenn sie im Müll erstickt (natürlich habe ich dieses Problem auch vorsichtigst angesprochen, im Nebensatz). Eben, auch sie hat nicht Beziehungskunde in der Schule gelernt und die Männer, die sie kannte, schon gar nicht. Auch sie muss ich wieder einsam und unglücklich zurücklassen. Von zuviel „aufgestapeltem Zeug" will sie nichts wissen. Messie-Syndrom dürfte man niemals sagen. „Sie hüllen sich ein, Sie sind nicht wirklich frei", sage ich wenigstens in der Hoffnung, dass sie diese Metapher versteht. Ja, sie versteht sie, aber sie braucht eben den Schutz dieser Mauer, dieses Wehrwalls, dieser monströsen Wand, die sie einlullt, zudeckt und vor sich selbst begräbt.

Ich denke an das Buch „Die Wand" von Marlen Haushofer, dieser überaus zarten Seele, die es sogar geschafft hatte, sich nach ihrem Abitur im Arbeitsdienst der Nazis zurechtzufinden und später Bücher zu schreiben. Aber das Monster männlicher Gewalt ließ sie nie richtig hochkommen. Sie blieb immer die übersensibel Zerbrechliche und so holte sie schon früh der Tod durch Krebs ein – wenn man überhaupt so eine kühne psychoonkologische These in zwei Sätzen vertreten kann. Aber es ist was dran. Das psychobiologische Leben verlangt harte Lebenslüste neben ziseliertesten Verzärtelungen, profunden Bauchgenuss neben feingesponnensten Narrativen. „Aber ja, das Pelzchen," sage ich noch und denke, wie sehr manche Neurotiker ihre Symptome liebevoll pflegen, „deswegen muss man sich doch nicht einmauern!" Aber ich weiß natürlich nicht, was für grobe Dinge die junge Frau schon alles erlebt hat. Auch bei ihr sitzt der Schmerz tief, während das Leid sich verrammelt.

Beim Weggehen vermeinte ich eine positive, ja vielleicht sogar etwas erotomanische *Übertragung* zu spüren, was ein therapeutisch unheilvolles oder fast ausweglosen Problem sein kann. Es gibt auch negative *Übertragungen*, wenn der Patient z. B. den Bereitschaftsarzt ruft, aber es gleichzeitig hasst, wenn dieser mit seiner großen schwarzen Arzttasche hereinstürmt und die Blutdruckmanschette auf über 260 mm Hg aufpumpt. Der zusammengepresste Oberarm, das schmerzhafte Pochen unter der Manschette zu den ohnehin schon hämmernden Kopfschmerzen auf Grund eines Hypertonus lassen die Wut über den kalten Mediziner erheblich ansteigen. Kein Eros, eher schon etwas Thanatos im Herz- Nerven- und Kreislaufsystem. Dann wird es schwierig diese Negativität als inadäquat, als falsch *übertragen*, aufzulösen. „Der Blutdruck ist über 270 zu 110, der Schlag all der bösen Wünsche hätte Sie treffen können," sage ich (die negative *Übertragung* interpretierend) zu dem 75jährigen, den ich als nächsten Kranken sehe.

„Die Wünsche seiner Umgebung und die eigenen, nicht eingestandenen", murmle ich vor mich hin während ich ihm intravenös Clonidin spritze. Etwas vor sich hinmurmeln und gleichzeitig medizinisch und therapeutisch handeln, mit diesem Trick hatte schon Jesus die junge Ehebrecherin gerettet. In Joh. 8,7, schreibt Jesus so wie nebenbei Zeichen in den Sand, wodurch die negativ aufgebrachten Männer abgelenkt und auf eine andere Bedeutung hin aufmerksam wurden. Die Zeichen, die wohl ein Spruch aus dem

AT waren, beinhalteten somit eine Deutung, die die negative *Übertragung* auflöst. Bei meinem Patienten jedenfalls sank der Blutdruck auf 140 zu 80, es kam eine starke Entspannung zustande, die ermöglichte, dass der Kranke meine gemurmelte Deutung gelten lassen konnte. Er ging zwar nicht darauf ein, aber ich war mir sicher, dass er etwas davon verstanden hatte. Ich hatte ja auch nicht nur ihn verurteilt, sondern auch seine schlechte und böse Entourage. Das musste er akzeptieren können. Dem Groll folgt die Erleichterung, das Negative ist entzaubert, die schweren, drückenden Staubschwaden verflüchtigt.

Gelegentlich komme ich auch in die Wohnungen der gehobenen Bourgeoisie. So zum Beispiel vor kurzem in ein Einfamilienhaus mit jenen großen Panoramafenstern wie man sie in den Fünfzigern und Sechzigern so gerne gebaut hat. Ein Blick also wie aus einem Königsschloss. Mit verschränkten Armen hinter der Scheibe stehen und in den Garten hinausschauen. Sehen, wie sich die Welt bewegt, auch wenn man nichts tut. Herrschaftliche Statue sein und grenzenloses Statut. Die übergewichtige Hausherrin war krank, bekam japsend keine Luft mehr, Brustschmerzen, Angst einen Herzinfarkt zu haben. Aber wie schon beschrieben, alle reißenden, kurz einschießenden Thoraxschmerzen stammen meist von einem eingeklemmten Nerv, einer Distorsion der kleinen Wirbelgelenke. Ich konnte die Grande Dame also beruhigen. Ich konnte ihr die kühle Luft beschwichtigender Worte zufächern. Ich konnte ihr mit einer generösen Geste versichern, dass es bald wieder besser wird. Sie und Ihr Mann wollten mir am Schluss ein kleines Kuvert zustecken, aber ich lehnte es heftigst ab. In so einem Fall muss man klar machen, dass Geld nicht so viel wert ist. Und dass man eben aus diesem Grund und trotzdem auch zur Creme de la Creme gehört.

In China heißen diese Kuverts „Hongbao", sind knallrot und mit Goldverzierungen versehen. Man sieht dort im Arzt noch den gehobenen Maestro, den Primarius, den Medizinalrat und göttlichen Heiler, und ist überzeugt, dass man ihm Opfergaben bringen muss wie einer Statue im Tempel. Ich habe noch am Anfang meiner Tätigkeit eine russische Patientin erlebt, die vor mir zu Boden fiel, auf die Knie und meine Hände küsste, weil sie noch ganz in der Zarenzeit lebte und in mir den Starez sah, den Arzt-Heiligen (Weißrussen und Ukrainer, die im Krieg auf deutscher Seite gestanden haben, wohnten in den sechziger Jahren noch als Flüchtlinge in München-Ludwigsfeld). Diese Überzeugungen sind so fest, dass man dann tatsächlich als Arzt in China eine solche Gabe fast nicht ablehnen kann. Ablehnen würde heißen, man hat etwas nicht gut gemacht. Die Hälfte der Heilkraft steckt schon im Glauben an die Größe und Würde des Heilers. Wie überall ist jedes Wort, jede Geste eingebunden in ein kulturelles Universum, in ein Denksystem, das bei uns eben einfach nur anders ist, aber gleichermaßen aufgebaut.

Wenn es heißt, dass etwas durch fundierte Studien wissenschaftlich erhärtet ist, wird jeder von uns seinen kleinen Kotau machen. Und tatsächlich ist es ja schwierig, gegenüber einer Studie, die ein paar Millionen Dollar gekostet hat, Gegenargumente anzubringen. Aber allein eine Herz-Kreislaufstudie, die die Bedeutung der verschiedenen Cholesterine hundertprozentig klarlegen würde, wäre gar nicht mehr bezahlbar. So bleibt es also dabei, in den traditionellsten Hochkulturen steckt wie in den neuzeitlichsten Wissenschaften noch ein Rest von Aberglaube, indem wir glauben müssen, was die eben nicht hundertprozentigen Studien sagen. Wie machen wir unseren Patienten klar, dass sie sich selbst helfen können? Selbst die elaborierteste Wissenschaft ist weit davon entfernt, den Dingen wirklich auf den Grund gegangen zu sein. Jedenfalls hinkt zudem auch die konkrete praktische Medizin noch stark hinter den reinen naturwissenschaftlichen Erkenntnissen hinterher.

Ein Medikament überschwemmt den ganzen Körper mit seinen Molekülen, die nur an einer kleinen Stelle, z. B. in einem Gelenk, gebraucht werden. Das kann nicht ideal sein. Auf der anderen Seite gibt es wahre Wundermittel. So war ich ein andermal wirklich in einem Schloss, in einer großen Villa am Stadtrand. Man musste erst die großen Hunde bändigen, Jagdhunde wahrscheinlich für die Hatz in Ungarn oder Slowenien. Ein Wildschwein schießen kostet dort ein paar Tausend Euro und man darf dann einen Eckzahn des Tieres mitnehmen. Jedenfalls hingen solche und auch einige Geweihe an den Wänden. Zimmer reihte sich an Zimmer. Ein Chippendale-Schrank, eine Empire-Kommode, ein Biedermeier-Schreibtisch. An der einen Wand ein Defregger, an der anderen ein Haushofer. Jeder Stuhl, jede Konsole erzählten ihre eigenen uralten Geschichten. Der Schlossbesitzer hatte jedoch Krebs, ein Hypernephrom (Nierenkrebs). Die Niere war schon vor längerem entfernt worden, er hatte aber eine Knochenmetastase, die man bereits bis an die Toleranzgrenze bestrahlt hatte. Er sei austherapiert, vermittelte man ihm, Ende. Jetzt lastete das Rokoko über ihm mit seiner ganzen Schwere und Vergangenheit.

Ich konnte ihm eine Bondronatinfusion legen (ein Mittel gegen Osteoporose, das auch knochenabbauende Metastasen bessert) und wirklich wurden die Schmerzen besser. Ich besuchte ihn später weiterhin mehrmals mit diesen Infusionen, er hat noch drei Jahre damit überlebt. Das war keine Heldentat von mir, aber das meinte ich damit, wenn ich von Mitteln sprach, mit denen man wieder viel bewirken kann. Zudem: in der Klinik kommt man einfach nicht auf den Gedanken, den Hausarzt einzuschalten, und dieser kommt auch nicht auf diesen Gedanken, weil es ihm zu aufwendig erscheint, sich nur für einen Patienten so etwas auszudenken und zu organisieren. Ich konnte es im Notdienst auch nur deswegen tun, weil ich sowie so immer wieder dort vorbeifuhr und so war es nur ein kleiner Abstecher. Aber auch der kranke Schlossherr war einsam, seine Frau setzte sich immer sehr nahe an mich heran, wenn ich am Bett des Kranken Platz nahm. Auch sie war also frustriert. Schrecklich, wenn Ehen nach so langen Jahren so ausgebrannt sind, dass man die Gleichgültigkeit, das Desinteresse und die negative erotische Energie wie einen düsteren Schatten über sich spürt. Schließlich fand ich alles so trostlos, dass ich mich fest daran klammerte, hier wirklich Heiler zu sein, für drei Jahre wenigstens und mit etwas Einfallsreichtum. Ich ging jedes Mal aus dem Schloss wieder aristokratisch stolz heraus. Den Defregger hätte ich allerdings gerne gehabt.

Analoge Verhältnisse wie bei der gehobeneren Klasse kann man auch bei eingeschworenen Bajuwaren entdecken. Mir öffnete jedenfalls ein strammer Mann in Trachtenjacke und knielanger Lederhose die Türe. Ein Handschlag, eine Stimme wie sie der Schmied von Kochel gehabt haben mochte. Ein kerniger, deftiger, g´standener Charakter, Krautstampferwaden, es beeindruckte mich. Das Gegenteil die Frau, die Patientin. Zart, schwächlich, leise Stimme. In seinem Schatten stehend. Aber wahrscheinlich schlau. Auf jeden Fall lag eine Spannung in der Luft, also eine Ehe, in der zwei sich umkreisen wie Motten das Licht. In solchen Fällen fühle ich immer einen starken Zwang, mir die Eheleute im Bett vorzustellen. Er grob und dumpf, sie hilflos nach einem Ausweg suchend? Nein, sie haben sich arrangiert, weil er impotent ist, nur das Äußere ist erigiert, der Kern ist eher verlegen. Er beweist seine Urkraft durch seine Trinkfestigkeit (4 - 5 Biere und einige Schnäpse am Tag) und durch seinen Fleischkonsum. Außerdem fährt er jeden Tag dreißig Kilometer mit dem Rad. Einmal hatte ich einen ähnlichen Patienten, der am Tag drei Koteletts vertilgte und danach noch ein halbes Hendl. Die Frau so grazil, dass er sie hätte umblasen können. Beide sind früh gestorben.

Die zarte Frau des kernigen bayerischen Hausherrn hatte chronische Blasenentzündungen. Im Urin-Stäbchentest waren die Felder für Eiterzellen und Blut angedeutet verfärbt. Also ein Antibiotikum geben? „Ich habe im letzten Jahr mehr als zwanzig Mal Antibiotika bekommen," klagte sie zurecht. Und es wäre ja auch dumm gewesen, wenn der Infekt so einfach verschwinden würde. Um diese Blasenentzündungen musste ein großes Drama, ein Kult, ein medizinisches Konklave veranstaltet werden, denn nur so würde gewürdigt, dass man die Frau nicht berühren, nicht begehren oder gar bedrängen darf. Nein, wie bei den Mafiosi der Ndragheta war hier die Frau und insbesondere der Unterleib eine Reliquie, etwas das wie heilig hinter einer Glaswand verehrt werden musste. Ein Konkordat mit den urstarken Männern, das die Frauen auch letztlich doch als ganz praktikabel akzeptieren. Deswegen kann ein Mafiosi auch keine Frau erschießen, heißt es, und deswegen war auch hier der Mann aufgeregt und angespannt besorgt. Schließlich verlieh die Besorgtheit seiner Stämmigkeit einen letzten Glanz. Ich stellte der Patientin schließlich ein Rezept über ein Brunnenkressepräparat und Methionin aus, alles natürliche Substanzen. Denn damit konnten beide leben, und ich konnte mich mir selbst gegenüber rechtfertigen: der Befund war nur gering, die Wirkung der pflanzlichen Mittel ist zumindest belegt, das Ganze konnte funktionieren.

Ganz im Gegensatz zu meinen Besuchen im aristokratischen und lokalpatriotischen Milieu stand meine Visite bei einem Eremiten. Ein moderner Apostoliker, Mönch, Asket. Mitten in der Stadt in einem dieser bedeutungslosen Wohnblocks traf ich auf einen Sechzigjährigen, in dessen sauberer Zwei-Zimmer Appartement nur ein Bett und ein Stuhl stand. Selbst der Spiegel im Badezimmer war abmontiert. „Ich brauche all dieses Zeug nicht", sagte der Mann gekleidet in schlichtes Baumwollhemd und -hose. In der Küche stand dann doch noch ein einfacher Holztisch. „Ich habe mich von allem gelöst, bin vorzeitig in Rente gegangen, gehe im Park spazieren und meditiere einige Stunden am Tag", erzählte er. Aber er würde krank von einem Ton, den wohl irgendeine Maschine im Haus auslöse. Tatsächlich konnte man so ein feines Geräusch hören, wenn man sich anstrengte. „Ich liebe das Wenige, die ganz kleinen Dinge, das Nichts", schloss er seinen Bericht.

Kann man „das Nichts" lieben? Wieder fühle ich mich heftigst an Eros und Tod erinnert, hier sind sie tatsächlich nicht mehr zu trennen. Der Mann war nicht verrückt, er strahlte sogar eine gewisse Wärme und Sanftheit aus. Er war auch kein Sektierer, er hatte Kontakte zu ein paar Leuten und Nachbarn. Aber er suchte wohl diese völlige Abstraktion erotischer Sinnlichkeit, die perfekte Sublimierung. Die Religion ohne Gott, die sinnlich-erotische Genialität ohne irgendeine physische Resonanz. Für gewöhnlich kann doch nur in so etwas wie der Musik der sinnliche Eros eine Abstraktion finden. Mozarts Don Giovanni ist so ein Paradebeispiel: Don Juan ist der grandiose Verführer (in Spanien hatte er's sogar mit 1003en), aber die Moral ist völlig irrelevant. Die Mädchen wollen's fast so, sind glücklich und unglücklich zugleich, egal: die Musik triumphiert! Don Juan ist kein Casanova, er ist einfach wirbelnder Don Juan, molto vivace, allegro, staccato. In der Musik können wir am besten erfahren, wie der Eros, abgekoppelt von allem dem Tod zugänglichen Dingen, sich ausleben kann. Hier ist der Eros wirklich transzendental und doch ganz und ganz Eros. Und mein Patient?

Was meditierte er? Wie liebt er das Nichts? Sagt er das nur so? Ich frage mich das insbesondere deswegen, weil ich ja selber so etwas suche, die Heilkraft des Spontanen, Eros als Medizin, den atheistischen Äskulap, den Eros →|Tod als handhabbare Formel. Im Asklepeion auf der griechischen Insel Kos begegnete bekanntlich der Gott Äskulap (Asklepios) den Kranken im Traum, und am nächsten Tag waren die Leute gesund. So geht es natürlich nicht mehr. In der Psychoanalyse begegnen sich die Leute in ihren Träumen selbst, jedoch als Abbilder ihrer infantilen Wünsche, ihrer verjährten Sehnsüchte, dem Schrott verschobener und übertragener Beziehungs-Bedeutungen. Ganz gesund werden sie so nur in den Fällen klassischer Neurosen (Hysterie und Zwangsneurose), aber nicht, wenn sie körperbezogen, also eben psycho-somatisch leiden. Es muss aber doch einen Weg direkt, ohne Umweg über Gottvermittler oder das uferlose Spiel von Beziehungs-Deutungen oder gar Medikamenten geben, gesund werden zu können. Auch die Musik kann uns hier nicht wirklich helfen. Sie hat etwas zu Irrationales an sich. Es ist zwar der Eros, der sich hier am idealsten abstrahiert, aber man weiß nicht immer genau welcher Eros. Ob er einen nicht doch nur verführt und dann unerwartet und plötzlich dem Tod überlässt. Ob die Muse nicht gar der Todesengel selbst ist.

Mein Patient hatte das soweit noch nicht durchdacht. Er wollte ja den Eros →|Tod für sich, nicht für die anderen. Deswegen der quälende Ton im Haus, den seine eigenen Nachbarn gar nicht beachteten. Ehrlich gesagt, wenn man diesen Ton zu hören versuchte und sich dabei vorstellte, dass er eine frohe Botschaft über alle die, die ihn hören, ausschütten würde, klang er sogar ein bisschen lieblich. Er zirpte, säuselte so wie Simsalabim und erinnerte an das Kinderlied. Aber so konnte ich es ihm nicht vermitteln. „Besorgen

Sie sich doch Lärmschützer für die Ohren im Baumarkt", wollte ich schon sagen, aber dann kam mir dies zu banal vor. Schließlich fiel mir ein, dass ich ja in meiner Broschüre von einer Meditationsformel rede, die gerade geeignet ist, den Geist auf einen hinter ihm selbst liegendes „Tönen" zu verweisen. „Aber so etwas verwende ich ja schon in meinen Meditationen", sagte er. „Es ist ein buddhistisches Mantra". Aber dies verweist eben auf eine andere Kultur, auf einen ausschließlich im Glauben wurzelnden Hintergrund? Wie bei der kleinen Nachahmerin der Heiligen Theresa klappt es mit einem solchen unerschütterlichen, absoluten Glauben dann nicht mehr in unserer pluralistischen Welt. Mein Patient will den Eros ohne Kampf, sozusagen hintenherum. Durch eine fremde Kultur, deren Fremdheit und Kultürlichkeit er aber gar nicht will..

Ich gebe zu, dass auch ich versuche den Eros hintenherum zu gewinnen. Aber nicht nur für mich selbst. Ich stelle mich – mich selbst persiflierend - meinen Patienten oft als Gesundheitsapostel vor, wenn sie mich nach meiner Spezialrichtung fragen. Ich esse vegetarisch, habe das Rauchen und Trinken aufgegeben und auch Kaffee konsumiere ich nur gelegentlich. Aber ich empfehle das niemand. Ich behalte es nur im Auge, dass es grundsätzlich gut ist. Doch ich wünsche es meinen Patienten insgeheim und innig. Ich brenne still für sie in dieser Richtung. Schließlich bin ich Arzt, will selbst gesund bleiben, und die Leute vermuten bei einem gesunden Arzt, dass er ohnehin irgendwie zurückhaltend, ein bisschen asketisch und sportlich lebt. Mehr die Inbrunst genießend als die äußere Lust. Mehr in Gedanken fiebernd als nur in Routine arbeitend. Irgendwie strahlt das anscheinend aus oder es ist noch ein Rest unseres oben erwähnten Denksystems, dass die Menschen einem so eine Art hygienischer Kraft unterstellen. So bleibe ich bei meiner Gesundheitsphilosophie und fiebere also still dafür, dass auch andere das Fieber bemerken. Illusorisch? Auf jeden Fall bin ich noch weit davon entfernt, ganz abstrakt, transzendental sozusagen, vermittels eines den Tod berührenden Eros meinen Patienten Hilfe zur Selbsthilfe anzubieten. Aber mein Ziel bleibt die Eros →|Tod - Lösung - Losung zu finden.

Außer den paar Zigaretten, die ich wie erwähnt, bei mir habe, für den Fall, dass jemand psychisch sehr krank und verzweifelt ist und auch keinen Arzt sehen und sprechen möchte, habe ich immer ein Lokalanästhetikum (örtliches Betäubungsmittel) dabei. Man kann schnell, absolut sofort, Schmerzen lindern durch eine örtliche Blockade des dem Befund zugehörigen Nerven, der Nervenwurzel am Rücken oder dem entsprechenden Nervenverlauf ohne medikamentös-systemisch zu belasten. Des weiteren führe ich stets einen Augen- und Ohrenspiegel mit mir, Pinzetten, Schere, Lupe, kleine flexible Schiene, viele verschiedene Verbände und Pflaster, Lampen, Katheder, Infusionsbesteck und kleine Kochsalzflasche. Jede Menge Medikamente, Pillen, Ampullen und Spritzen. In der zweiten Tasche, der Extrem-Notfall-Tasche sind außer dem erwähnten Sauerstoff und Pulsoximeter auch Intubationsbesteck und Atembeutel. So viele Untensilien! So weit weg vom reinen Asklepiosprinzip! Einmal kam ich zu einer ca. 60-jährigen Frau, die unter Atemnot litt. Noch während ich sie untersuchte, Blutdruck maß, Herz und Lunge abhörte, verschlechterte sich ihr Zustand rapide. Ich konnte noch gerade einen venösen Zugang legen, als sie schon aufschrie: „Helft´s mir, helft´s mir"! Kein Puls war mehr messbar, sie wurde bläulich blass und bedeckt von kaltem Schweiß. Herzstillstand!

Ich begann sofort mit einer Herzdruckmassage, rief den Angehörigen zu, den Feuerwehrnotarzt zu holen und vom Taxi unten diese zweite Notfalltasche. Sanitäter und Feuerwehrnotarzt waren sehr schnell da, aber auch sie konnten die Frau nicht mehr reanimieren. Sie verstarb in unseren Armen. Es lag eine fulminante Lungenembolie zu Grunde. Aus einer großlumigen Vene im Becken hatte sich ein großes Gerinnsel gelöst und war über die rechte Herzkammer in die Lungenschlagader gedrungen. Aus und vorbei. Selbst auf einer Intensivstation kann so etwas tödlich ausgehen, wenn man nicht schnell genug intubieren (einen Tubus in die Luftröhre zur künstlichen Beatmung einführen), Sauerstoff geben und die Herzfunktion stabilisieren kann. Solche Erlebnisse sind schrecklich. Unsagbar schrecklich. Die Angehörigen stehen fassungslos herum und man selbst ist auch fassungslos.

Dann sind die Nächte dunkel, schwarz. Welten brechen ein. Der eigene Atem stockt oder hört selbst fast völlig auf. Gedanken und Gefühle gelähmt. Die umgebenden Wände wie meterhohe Kasernenmauern, der Boden ein Abgrund. Ein anderes Mal kam ich von vornherein zu spät. Die Patientin war wohl schon einige Zeit tot, als ich eintraf und der besorgte Ehemann noch glaubte, ich könnte noch irgendwie helfen. Als ich ihm sagte, was wirklich los war, brach er zusammen, stürzte sich über die tote Frau und rief verzweifelt. „Was wird denn aus mir"?! Er war völlig gebrochen, während ich über seine Reaktion etwas schockiert war. Er betrauerte nicht seine Frau, sondern sich. Doch nach einiger Zeit verstand ich ihn und er tat mir furchtbar leid. Er hatte sie ja auch geliebt, wenn auch anhänglich-abhängig, wenn auch wie ein Kind seine Mutter. Er hatte geträumt und war plötzlich aus der Trance und dem Trott seines jahrzehntelangen ehelichen Zusammenseins erwacht. Über fünfzig Jahre haben sie sich gekannt, erzählte er mir später. Ein Tag verging wie der andere, Jahr um Jahr, Jahrzehnt um Jahrzehnt. Ihre Beziehung war wie ein breiter, gleichmäßiger Fluss dahingeströmt, und gerade weil es keine Unterbrechungen gab, keine Konflikte und Höhepunkte, keine Supererotik und keine ständige Langeweile, war der Tod jetzt zum ersten Mal wieder nach langer Zeit eine schreckliche Zäsur, ein Todesurteil, eine Hinrichtung und kein normales Sterben.

Andere haben sich auseinandergelebt, andere wieder bleiben trotz starker Individualität und Selbstständigkeit zusammen, und in beiden Fällen ist man auf die endgültige Trennung irgendwie vorbereitet. Aber der aus Gewohnheit und im Alltags-Traum heraus Liebende macht eine schmerzliche Erfahrung. Wie sähe denn dann die wahre Beziehung aus, die praktiziertere Liebe, die besser funktionierende Ehe? Hätten die beiden mehr reden müssen, auch über das Ende? Haben sie sich etwas verschwiegen, und jetzt bricht das Schweigen zu einer grauenvollen Kluft auf? Man kann sich nicht ständig alles sagen, aber die entscheidenden Momente, die enthüllenden und wieder zusammenfügenden Kämpfe, das Ringen umeinander und wieder entspannen .... Ach, Unsinn, ich konnte den armen Mann nicht trösten, ich weiß auch von nichts, ich versuchte entfernte Verwandte von ihm zu verständigen, damit er jetzt nicht total allein die Nacht verbringen muss. Denn so spät kommen die Beerdiger nicht mehr, die Bürokraten der Leichenverortung werden erst am nächsten Morgen da sein. Einige werden die Hände schütteln und ein gutes Wort murmeln, nicht viel. Sein Ausruf war völlig berechtigt. Was wird denn aus ihm, was wird aus ihm werden? Es schaut nicht gut aus.

In anderen Ländern kommen die Klagefrauen, und das ist gar nicht so schlecht oder hysterisch, wie wir anonymen Großstadtmenschen denken. Natürlich lamentieren diese in schwarze Tücher gehüllten Frauen theatralisch und affektiert, aber sie trauern auch. Sie trauern ein ganz klein bisschen über den Toten, den sie meist selber gekannt haben, und dann trauern sie vorwiegend auch noch über sich selbst – denn ihr Leben ist oft nicht so rosig verlaufen. Sie sind schon Witwen oder haben selbst Krankheiten, sind einsam, ein Kind lebt weit weg und Geld haben sie auch nicht. Während sie also über den Toten klagen, klagen sie auch herzzerreißend über ihr eigenes Schicksal und dadurch wird ihr Jammer durchaus echt. Manchmal beklagen sie in ihrem lauten Schluchzen auch noch den trostlosen Zustand der ganzen Welt, und spätestens da wird klar, dass sie echte Klageweiber sind. Sie sind echte Eros-gegen-den-Tod Sängerinnen. Echte aus ihren vollen Busen heraus kreischende Matronen im Dienste der Pietät.
Eine Hysterikerin produziert einen gehemmt erotischen Ausbruch, eine sexuell verklemmte Theatralik, aber die Klageweiber erzeugen eine Mischung aus Neurose und echter Melancholie, authentischer Trauer, und das hilft durchaus. Sie abstrahieren tatsächlich die sinnliche Erotik in Form eines homerischen Trauerspiels. So etwas haben wir heute nichts mehr entgegen zu setzen. Ich lege dem Mann meinen Arm um die Schulter, aber es ist eine kraftlose Geste. Ich murmle ein paar Worte, aber was sind sie gegen das totale Wehgeschrei einer Frauengruppe. Wir haben Hebammen, Krankenschwestern und ambulante Pflegerinnen, die von den Krankenkassen bezahlt werden. Warum können wir nicht auch Klagefrauen verschreiben? Nein, das geht bei uns irgendwie nicht.

Nicht mehr. Aber irgend etwas Entsprechendes sollten wir uns überlegen. Eine Trauer- und Schmerzkultur. Der Sieg des Eros über den Thanatos.

Anschließend an solche Vorfälle habe ich fast keine Lust mehr wieder in den vierten Stock eines Mietshauses hinauf zu steigen und jemanden mit einer Nierenkolik zu besuchen. Es ist ein extrem heißer Tag, die Leute trinken nichts, Harnsäure kristallisiert im Nierenbecken aus und ein schon bestehendes Konglomerat klemmt im Harnleiter ein. Der Patient jammert erbärmlich, die Luft ist noch stickig von der Sommerhitze, dem Schweiß und einer staubigen und geradezu ätzenden Trockenheit, die auf den Dingen liegt, ja sie fast durchdringt. Eine Mischung aus Buscopan, Novalgin und Tramadol intravenös hilft sofort. Plötzlich entspannte Ruhe, die Kolik lässt nach, der Schmerz weg. Pause, Stille, kein Laut, kein Wort. Ich warte, schreibe einiges auf und warte wieder. Die positive Übertragung erreicht einen Höhepunkt. Die Erleichterung lässt uns schweben, emporsteigen wie die Schwaden eines sich verflüchtigenden Albtraumes. Doch dann bespreche ich mit dem Patienten das weitere. Man muss eine Röntgenaufnahme machen, um zu sehen, wo der Stein oder der angestaute Nierengries sich festgesetzt hat. Man muss untersuchen, um welche Art von Stein oder Gries es sich handelt, kalk-, harnsäure- oder oxalathaltige. Sind es die Gene, das zu gute Leben, die falschen Getränke? Oder gar die falschen Emotionen, Neid, Hass, unterdrückte Gewalt.

Ja, wäre es doch immer so leicht zu helfen. Muss denn immer erst das Grauen, die Panik, der höllische Schmerz zuschlagen, bevor die Punktion des stahl-strahlenden Eros sich siegreich darüber ausbreitet, hinweggleitet und uns entführt in das Gefühl, in dem schon das Atmen der Luft, das schlichteste Dasein wie paradiesisch wirkt? Muss man immer den Helden spielen? Ich will durch ein Wort wirken, durch einen Blick. Ich will durch das wirken, was zwischen uns allen ist, dieses Libidinös-Martialische, das unsichtbar ist, lautlos und doch all diese Hochs und Tiefs erzeugt. Ich weiß allerdings selbst nicht genau, von was ich rede. Ich habe nur das Gefühl, dass es so etwas geben muss, Dinge, die soweit entdinglicht sind, dass man sie nicht mehr deuten kann.

Dafür – was die Deutung angeht – werde ich beim letzten Besuch entschädigt. Eine junge Frau hat Depressionen. Sie hat einen lesbischen Komplex. Das weiß ich jedoch erst, als sie mir erzählt, dass sie so viele und starke Tagträume hat.[15] In diesen Phantasien imaginiert sie stets Kampf und Krieg, so ganz männliche Szenarien. „War Ihr Vater so eine heroische Gestalt", frage ich. „Ja, er war mächtig und schön." Er war zu nah und zu entrückt, er war wie kastriert. Er war Größe, aber in kühler Distanz. Er war nicht Vatermann, Mannvater, der ihr den Eros in seiner Funktion als Vermittler von Gott und Mann, als Mensch mit Fleischlichkeit, aber auch mit Liebe, hätte vermitteln können. Die lesbischen Frauen verleugnen, dass der *Phallus* ein Signifikant ist, dass es eine Männlichkeit gibt, die nichts mit der Biologie und Anatomie zu tun hat, sondern mit der Linguistik: da gibt es ein Symbol des Begehrens, das unbewusst und nicht erwähnt bleibt, Potenz, die keine Kraft ist, Lust, die kein Genießen findet. Was soll man mit diesem Männlichkeitsgebaren anfangen? Da ist die Liebe bei der Mutter, bei der Frau, bei all den Weiblichkeitsbildern näher. Aber dieser überhöhte und aus der Kindheit verbliebene Liebesanspruch signalisiert wieder etwas vom Tod.

Denn auf den Anspruch, der im Grunde genommen immer auch Liebesanspruch ist, antwortet zuerst einmal ein Nein, konstatiert der französische Psychoanalytiker J. Lacan. Auf diesen originären Anspruch des Kindes kann selbst die beste Mutter nicht antworten und so bleibt immer ein Rest der Negation, der Verneinung. Damit ist genau das Gleiche gesagt wie ich es in meiner Version von Liebeslust und Tod ausgedrückt habe. Der erste Eros erleidet eine Verneinung, die erste Liebe, die Liebe in ihren ersten Momenten –

---

[15] E. S. Poluda-Korte, „Der lesbische Komplex". Das homosexuelle Tabu und die Weiblichkeit, in: E.-M. Alves, Stumme Liebe, Kore (1993) S. 73-132. Darin betont die Autorin, dass man nicht von weiblicher Homosexualität sprechen sollte, sondern vom „lesbischen Komplex", da nicht betont sexuelle, sondern mehr emotionale Gefühle und Motive zu Grunde liegen.

von und zur Mutter – entflammt wie das Universum in seiner inflationären Anfangsphase und bricht schon gleich wieder zusammen. Und so wie das Universum sich im ersten Sekundenbruchteil zu voller Größe entfaltet und wieder zusammenstürzt, so ist auch die erste Regung schon wirklich Liebe, Eros, libidinöse Besetzung eines Gegenübers, bevor sie wieder zerbricht. Will man es schon in Begriffen des menschlichen Subjekts ausdrücken, müsste man – wie es z. B. die Psychoanalytikerin J. LeSoldat tut – sagen, dass diese erste Liebe immer irgendwo und irgendwie verraten, zurückgewiesen, verneint wird.[16] Das ist das erste Trauma.

Deswegen können wir den Tod genau so wie den Verlust einer großen Liebe – in welcher traumatisierenden Form auch immer – nur überwinden, indem wir dieses Paar (Liebe und Tod) in dieser ihrer Verknotung aufsuchen, sei es in Krankheit, Verzweiflung oder Wahnsinn. Deswegen musste auch Johanna die Wahnsinnige – die nach den neuesten Recherchen von M. F., Alvarez gar nicht wahnsinnig war,[17] sondern eigentlich die Unglückliche heißen müsste – den Leichnam ihres geliebten Mannes monatelang auf einem schwerfälligen Karren durch die Gegend fahren: eine erotisierte Frau und eine zerstörte Königin mit einem Schicksal in den höchsten Höhen und intrigantesten Tiefen. Lehrreich für das Verstehen der Eros / Thanatos - Theorie.

Viel habe ich bei der Lesbierin mit meiner Deutung nicht erreichen können, und so habe ich ihr eine Therapie empfohlen. Der lesbische Komplex ist im Gegensatz zur männlichen Homosexualität keine Perversion, sondern eine leichte Verwirrung, die durch den überhöhten Liebesanspruch entsteht. Man müsste der Frau etwas Zusätzliches zu lieben geben, eine Kunst, eine Wissenschaft, ein „Deutungs-Objekt".[18] In einer toleranten, freien, offenen Gesellschaft wird sie sich aber vielleicht auch so zurechtfinden (was ich auch für die männliche Homosexualität annehme).

---

[16] Le Soldat, J., Eine Theorie menschlichen Unglücks, Fischer (1994)
[17] Alvarez, M. F., Johanna die Wahnsinnige, Beck (2008)
[18] Darunter verstehe ich das haltende, tragende, „be-deutende" Element einer Psychotherapie wie ich es auch ausführlich in meiner Broschüre 2 erklärt habe.

2. Die gute Theorie

Um in der Praxis gut zu sein, braucht man also auch eine gute Theorie. Ich orientiere mich an den Vorgaben, wie sie die naturwissenschaftliche Medizin und die Psychoanalyse in den letzten hundert Jahren zustande gebracht hat. Ich drücke es nur in meinen Worten aus und vereinfache etwas. Man braucht keine Gelehrsamkeit. Wir haben nicht nur die Haut und den Körper, mit dem wir zur Welt kommen und die wir medizinisch erforschen, sondern noch eine zweite Haut, die einen zweiten Körper umhüllt und die wir psychoanalytisch so ergründen: Das Orale (der Mundtrieb) und das Taktile (die Tastlust) sind Zonen dieser zweiten Hülle, denn sie entstehen in Beziehung zu dem, was wir die „Frühe Mutter" nennen. Das ist irgendein nahrungsspendender Knäuel, wobei die Nahrung nur für den ersten Körper wichtig ist. Für den zweiten ist dieser Knäuel durch den Rhythmus seiner Berührungen und Nichtberührungen, sein Sein und Nichtsein, sein Geben und Nehmen, sein Gekitzelt- und Liegengelassenwerden wichtig. Denn dadurch entstehen Konflikte, ein Begehren, eine Aggressivität, ein Ruf, eine Sprache. Diese zweite Haut stülplt sich aus oder wellt sich, und ihr Körper wächst und wiegt sich in diesem Spiegel- und Sprachspiel seiner Lüste und Ängste. Schon bald fügt auch das Auge sich hier ein oder der Anspruch dieses Anderen (zu dem der Knäuel sich in der sogenannten analen und weiteren Phasen entfaltet hat). Das ist das, was ich vorhin gerade über Liebe und Verrat, Eros und Tod zitiert habe. So viel Theorie genügt schon.[19]

Denn schon mit diesem Rüstzeug können wir sehen, was in etwa mit der jungen Frau, die von ihrem „Pelzchen" sprach, los war. Was ihre Wohnung anging, so klang aus den Kleider- und Zeitungsbergen der Trieb heraus: „Halt es zurück", „Behalt es", was mit dem verdreht gewordenen Anspruch der Mutter bei der Sauberkeits- und Benimm-Erziehung zusammenhängt. Man behält es (das anale Objekt) doch gerade dann, wenn die Mutter es zu stark,

---

[19] Siehe auch ein Schema in Anhang 2

zu abrupt, zu unverbindlich einfordert. Und umgekehrt dann bei dem „Pelzchen". Das hätte diese Frau vielleicht nur zu gern hergegeben, hätte der Andere (jetzt vielleicht ein etwas souveränerer Mann) ihren eigenen (vielleicht oralen) Ansprüchen genügt. Freilich ist das nur eine Vermutung. Eine lange Analyse hätte hier die Klärung gebracht und ihr ein Leben ohne Müllberge und mit wohl besseren Beziehungen zu anderen ermöglicht. Dieses Orale, diese Mundlust, das meist nichts anderes als ein „Schluck´s" ist, erscheint oft in den Träumen als ein plötzliches Verschwinden, als ein Appetit gegenüber den seltsamsten Dingen. Manchmal ist es gut im Leben schnell etwas zu schlucken, manchmal nicht. Das muss man lernen. In dem „Schluck´s" wie in dem „Behalt´s" sind die Lüste genau so wie die Aggressivität spürbar.

Einmal wollte eine Frau, die diffuse Ängste und Schmerzen hatte, zu mir sagen, dass man das Übel an der Wurzel packen müsste, die Krankheit quasi an ihrem Ursprung ergreifen und ausrotten. Aber sie versprach sich und sagte: „Die Wurzel ist das Übel"! Das ist ein Satz, den nicht nur jeder Psychoanalytiker sofort verstehen würde. Die Wurzel! Na ja, was ist, was bedeutet das wohl? Der Mann mit seinem Organ, seinem Wurzelorgan, mit dem er die arme Frau zu oft bedrängte oder mit dem durch Väter, Onkels, Brüder und sonst jemand früher Verwirrungen passiert sind.? Oder – wenn wir wieder an das Obige anschließen - die Wurzelbrust der Mutter, aus der man glaubt die Kraft, die absolute Süße herauszuzeln zu können? Ich konnte ihr das deuten und sie stimmte mir lachend zu. Ja, nicht nur ihr setze der Mann mit seiner Wurzel zu, meinte sie weiter, sie fürchte auch, dass er es auch noch mit anderen treibe. Dann war es also schon berechtigt, die Wurzel das Übel zu nennen, das die Wurzel ist, das Übelwurzerl, das Würzübel, das Zerwurzel – wenn so linguistische Spiele erlaubt sind. Sie sind erlaubt, denn es stecken bei diesen Versprechern genau solche geraunten Runen dahinter wie bei dem „Schluck´s" und dem „Behalt´s". „Wurzel´s"!

Darin liegt das Eigentliche der Freudschen Entdeckung: in diesen Silben, Glyphen, Wortklangrätseln. „Van Houten" (eine Kakaofirma) träumte ein Mann im Zusammenhang mit einer mütterlichen

Person und Freud deutete dies: "*Wann haut denn* - die Mutter". Schwarzen Rettich kaufte ein Frau in einem anderen Traum und Freud deutete dies als "Schwarzer, rett´dich"! Und tatsächlich, die Frau hatte ein Problem mit einem Afrikaner. Kommt Wurz nicht von lateinisch radix, radikal, "reiß´s aus", "raus".[20] Es ist die Brustwurzel der Mutter, die Lustwurzel des Mannes. Wenn die Frau dies versteht, vielleicht kann sie dann auch mit dem Mann darüber sprechen oder auch bei sich noch etwas nachforschen und möglicherweise wären dann auch ein Teil der Schmerzen und der Ängste weg. Ich sagte zu ihr, dass es schon ein großer Vorteil ist, wenn es ihr selbst mehr und mehr klar würde und dass die Wurzel auch irgendwann mal nachließe. "Bei dem nicht", sagte sie und mir fiel der berühmte Schriftsteller L. Tolstoi ein, der sich sein Leben lang mit diesem "Tier zwischen seinen Beinen" herumgeplagt hatte. Vielleicht hätte er es besser nicht als Tier gesehen, sondern als eine menschlich-männliche Eigenheit, Eigenartigkeit, die man der Ehefrau halt verständlich machen muss. Nahelegen, gut verkaufen muss. Tolstois Ehefrau hat es jedenfalls nicht verstanden und er hat es ihr nicht gut nahe bringen können.

Nochmals betone ich, dass man im Notdienst selbst ein kleines Stück Psychoanalyse nur recht und schlecht betreiben kann, ich habe das ja schon erwähnt und bedauert, dass es also eigentlich nicht geht. Eben deswegen braucht man noch andere Methoden. Dieser zweite, dieser virtuelle Körper spiegelt sozusagen die Triebe wieder (die oralen, analen, phallischen etc.), die sich mit einer primären Aggressivität verbunden entäußern wollen. Normalerweise sublimieren wir diese Entäußerungen durch Kultur, Arbeit, Kunst und anderes, doch ein Rest bleibt und setzt sich dann in irgendeiner Form ungehindert durch. Manche nehmen sich alles zu Herzen, ja reißen es in sich hinein und schlingen dazu noch die Fette, Zucker und zusätzliche Kalorien in sich hinunter so wie der Mann, der mit Peru telephonierte. Manche wüten in ihrem Gehirn herum und werden geistig krank oder phantasieren sich in Perver-

---

[20] Das sind Wortspiele. Ich gehe später noch auf das ein, was Lacan einen "linguistischen Kristall" nennt, der entscheidende Wort-Bild-Knoten im Unbewussten.

sionen. Aber auch jeder Normale hat irgendwo sein „Schluck′s", „Behalt′s", sein „Nimm′s mit dem Blick" oder „Spuck′s aus mit dem Wort" und sein „Wurzel′s", „Wuzel′s" (in manchen Gegenden Österreichs wird der Penis auch „Wuzi" genannt). „Wuzzzessss..."

In der klassischen Psychoanalyse können früh entstandene und komplexere Zusammenhänge oft nicht erfasst und behandelt werden. Die dort erreichten Sublimierungen sind nicht intensiv, körper-, hautnah genug, um dieses zweite, virtuelle Wesen in uns in das erste (das doch auch ganz komplexer Körper ist) zu integrieren. Das aber ist das Ziel jeder Therapie, die Kräfte, Strebungen, Triebe ins Subjekt ganzheitlich einzufügen. Alles voll und ganz in das physische, imaginäre und symbolische Sein wieder einzubinden. Dann bräuchte man nicht mehr nach den Klageweibern rufen, weil man dann in das Leben und Sterben ausreichend gut eingebunden ist, und eine Antwort parat hat, wenn auch mit Mühe. Die perfekte Abstraktion und Verwirklichung des Eros.

Denn nach so einem Geschehen wie dem plötzlichen Tod der Frau und dem überaus verzweifelten Mann, frage ich mich immer wieder, was machen wir überhaupt, was kann man überhaupt bewirken? Die ganze ärztliche Kunst, der ganze Notdienst erscheint mir dann sinnlos. Auch meine Broschüre und meine Methode, die gerade noch halbwegs bei mir selbst funktioniert, erscheint mir dann bedeutungslos. Dabei habe ich doch nur eine sehr gut zu verstehende, einfache Theorie des gesunden Lebens entworfen, die auch wissenschaftlich abgesichert ist. So ist in großen neuen Meta-Studien ganz klar herausgekommen, dass die gesündeste Ernährung - was Mortalität (Sterblichkeit) und Morbidität (Krankheitshäufigkeit) angeht – eine pflanzliche Kost mit etwas Fisch ist. Das ist doch alles machbar und nicht so schwierig zu verstehen wie Empfehlungen zu gesättigten oder ungesättigten Fettsäuren, den genauen prozentualen Anteil an Kohlenhydraten und Eiweiß usw. Und auf seine inneren Stimmrätsel, Mahnsilben, Wortwurzel zu hören, kann man auch lernen.

Natürlich kann man auch lernen, nicht mehr zu rauchen und zu trinken, sagen wir wenigstens ab fünfzig oder fünfundfünfzig! Das ist doch machbar. Letztlich kam ich zu einer Frau, die 94 war und ihr Leben lang geraucht hatte. Jetzt hatte sie eine Lungenentzündung und konnte natürlich nicht mehr rauchen. Wochen später wurde ich wieder zu ihr gerufen, sie war immer noch nicht gesundet und es ging ihr sehr schlecht. Nun, das ist kein Argument gegen das Rauchen. Immerhin war sie ja problemlos 94 geworden. Aber ab jetzt wird ihr das Leben etwas schwerer fallen. Man kann mit dem Rauchen durchaus alt werden, aber das Sterben wird dann nicht leicht. Ich kannte auch eine 101-jährige Frau, die noch zwei oder drei Zigaretten rauchte, doch das ist natürlich etwas anderes. Zwei oder drei, das zählt nicht mehr. Es sind die großen und kleinen Genüsse, die man abwägen muss und viele kleine sind ein guter Ausweg? Vielleicht.

Es ist jetzt Herbst, ich schlurfe durch die schmutz-farbigen Blätter: Neapelgelb rötlich, gebranntes Sienabraun, grau vergilbtes Karmin. Selbst im Halbdunkel der Straßenlaternen ist das noch alles sichtbar. Ich habe einen Patienten aufgesucht, der in einer schweren Lebenskrise ist, weil er eine Geliebte hat. Ja, auch das kommt vor. Ich erwähne seine Geschichte, weil es zu den großen und kleinen Genüssen passt. Er bezeichnete seine Ehe als nicht schlecht, aber irgendwie hat es sich ergeben, dass eine um fünfundzwanzig Jahre jüngere Frau ihn umwarb. Er war Golflehrer und gleichzeitig hatte er noch ein kleines Geschäft. Sonst sind es ja meistens die Reit-, Schi-, Tennis- oder Surflehrer, die angeschwärmt werden. Aber hier war es der gängige Golfsport, der die Grundlage einer sexuellen Anbahnung war. Meinen Patienten plagten aber schon nach einiger Zeit erhebliche Schuldgefühle, speziell auch der jungen Frau gegenüber, für die er ja doch keine Lebensperspektive sei und auch der eigenen gegenüber. Im Gegensatz zu sonstigen Seitenspringern schlief er regelmäßig mit beiden, um nirgendwo Zweifel an seiner erotischen Loyalität aufkommen zu lassen, was ich mir als sehr anstrengend vorstellte.

Nach einem langen Gespräch, in dem sein Entschluss, die neue Beziehung zu beenden, weiter gereift war, sagte er: „Es gibt ja doch so viele Genüsse im Leben. Man kann zum Relaxen fortfahren oder in die Stadt gehen und Klamotten einkaufen". Doch, das erstaunte mich schon, dass ein Mann sich über eine Liebe, der er so tief verfallen war, durch Klamottenkaufen hinwegtrösten kann. Aber warum nicht. Meine Ausführungen sollen keine moralischen Ermahnungen sein, sondern einfach Hinweise darauf, dass die meisten – vor allem natürlich jungen – Menschen keine Ahnung von den Schrecken schwerwiegender Krankheiten, Unfall- und Suchtfolgen, Verzweiflungen und Depressionen oder wie hier: Leidenschaften haben, die doch irgendwann jedem begegnen. Und es ist so leicht – oder zumindest nicht schwer – sich dagegen zu wappnen. Statt in Erdkunde die Frage, was die russischen Tiefebenen sind oder unbedingt Sinus und Cosinus Alpha in Mathe zu berechnen (den Unsinn im Konfessionsunterricht, den man von der Religion als solcher unterscheiden müsste, habe ich schon erwähnt), wäre es doch besser (außer der Beziehungskunde) noch ein bisschen etwas über medizinische und andere Wissenschaften zu erfahren. Den Leidenschaften auf die Spur kommen ist noch schöner als Klamotten kaufen.

Ich hatte es leicht. Ich musste das Rauchen und das fette und übermäßig süße Essen aufgeben, als ich in einer kardiologischen Klinik gearbeitet habe. Ich musste nicht Magazine und TV-Schnulzen ansehen, da ich jeden Tag mit den melodramatischen, tragik-komischen Körpern und Seelen der Menschen in engster Weise umgehen durfte. Ich konnte mich mit den Wissenschaften, der Kunst und dem Denken, das ich gerne konjektural nenne,[21] beschäftigen, was doch alles viel interessanter ist als die meisten Partys, auf denen entweder Banales, Schlechtes über andere, oder die üblichen Witzeleien kommuniziert werden – ach, was heißt kom-

---

[21] Konjekturalwissenschaft heißt Vermutungswissenschaft, ein Begriff, der aus der Mathematik kommt. Wenn durch eine bestimmte wissenschaftliche Methode ein Denken gefördert wird, das auf sehr präzisen und durch Üben immer exakterer Vermutungen aufgebaut ist, kann man auch vom „konjekturalen Denken" sprechen.

muniziert – herumgestikuliert, verplattitüdet werden. Mondkalbereien.

Da bin ich doch lieber bei dem jungen Schizophrenen zu Besuch, bei dem ich schon mehrmals war, weil er immer seine Bilder in den Gängen und im Vorgarten des Mehrfamilienhauses aufhängt. Der Hausmeister ruft dann die Polizei oder den Notdienst an. Ich sehe die Sache nicht so dramatisch. Zugegeben, manche seiner Bilder sind nicht ganz jugendfrei, aber heutzutage, wo von jeder Litfasssäule und in jeder Zeitung die Nackten amourös hervorschmachten, sind seine Bilder nichts Ungewöhnliches. Oder doch, sie sind vielleicht eben doch ungewöhnlich, weil sie den Anspruch auf Kunst erheben und zu einem gewissen Teil ist ihm das auch gelungen. Es ist schwer und wahrscheinlich auch falsch, unter so einem belastenden Begriff wie dem der Schizophrenie so viele verschiedene kranke Menschen zu subsumieren. Der Patient erzählte mir, wie er erschöpft von seinen Eskapaden in die Klinik eingewiesen, dort mit der Feststellung (er hat es später selbst nachgelesen), dass er mutistisch und beginnend katoton sei, sofort überwältigt wurde und eine Spritze bekam. Er hatte anfangs auf keine Frage geantwortet.

Hätte die Aufnahmeärztin gesagt: „Ich sehe, Sie sind erschöpft und müde und antworten daher nicht auf meine Fragen. Wir können das noch später machen, ruhen Sie sich doch erst mal hier in dem Nebenzimmer aus, ich geben Ihnen notfalls ein Beruhigungsmittel, und wenn es Ihnen besser geht, reden wir wieder," dann wäre doch einiges anders verlaufen. F. Matakas berichtet über einen Fall, bei dem die Aufnahmeärztin den Patienten etwas unverblümt nach seiner Ehescheidung fragt. Er antwortet darauf, dass wohl Strom in den Wänden sei. Anstatt sein Ausweichmanöver zu erkennen, dass diese Frage für ihn eben wie Starkstrom ist, der selbst in den Wänden spürbar wird, und er so lieber nicht „normal" darauf antworten will, wertet die Ärztin dies als psychotisch.

Sicher ist es auch so, dass er krank ist, aber sie hätte auch sagen können: „Dieses Thema steht für Sie offensichtlich stark unter

Strom, ja dann lassen wir das vorerst". Gewiss, auch ich habe lange Zeit Dienst gemacht in der Psychiatrie und weiß, wie das ist, wenn ein Patient mit Wahnvorstellungen kommt, gleichzeitig bringt die Polizei noch jemanden, der seinen Fernseher aus der Wohnung geworfen hat, und ein dritter kommt mit Freunden, weil er alkoholisch intoxikiert ist. Wem zuerst was geben und sagen? Wie allen gerecht werden? Und nicht jedem kann man ein Nebenzimmer anbieten. Aussichtslos. Ich bin überzeugt, dass man die Schizophrenie psychotherapeutisch erfolgreich behandeln kann, wenn man auch bei der großen Anzahl von Patienten die modernen Medikamente braucht.

Es ist also schon bald Winter, die dem sogenannten Lebensabend nahestehende Jahreszeit, und bei meinem nächsten Besuch komme ich zu einer 99-jährigen alten Dame, von der ich annahm, dass sie diesem Lebensherbst, oder auch schon Lebenswinter nahe steht. Doch weit gefehlt. Die Patientin hatte ein im Grunde genommen ähnliches Problem wie mein gerade erwähnter psychotischer Patient. Sie war von einer totalen Panik erfasst, dass sie sterben müsse. Ich konnte relativ schnell sehen, dass keine wirklich gefährliche Erkrankung vorlag. Sie hatte Herzrhythmusstörungen, die nicht bedrohlich waren und ein harmloser Infekt ihrer Atemwege konnte auch nicht diesen Angstzustand erklären. Allerdings nahm sie ein Blutdruckmittel, das nicht so selten cerebrale Nebenwirkungen hervorruft. Die meisten Blutdruckmittel wirken an den Blutgefäßen selbst, aber einige wirken im Gehirn auf die Kreislauf- und Blutdruckregulationszentren. Trotzdem war dies nicht die alleinige Erklärung für ihre Panik. Es musste auch etwas Psychisches mit im Spiel sein.

Ich war immer davon ausgegangen, dass so alte Menschen abgeklärt, reif und weise sind und den Tod nicht fürchten. Ja, die meisten sehnen ihn sogar herbei und dies oft schon seit vielen Jahren. Das Leben ist reizlos geworden, die Freunde sind auch schon alle tot, man hat sich isoliert und niemand kann bei diesen Menschen mehr ein großes Interesse für das Alltagsgeschehen wecken. Selbst wenn man nicht schwer krank ist, fühlt man sich ausgelaugt und denkt, dass der Tod ein endlos friedfertiger und erlösender Zustand sein muss.

Nicht so bei meiner Patienten. Sie war außer sich vor Unruhe und Besorgnis. Ich nahm mir also zuerst einmal viel Zeit, um sie vollends zu beruhigen. Ich erklärte ihr, dass einen Anteil an ihrem Befinden die Nebenwirkung des Blutdruckmittel sei und man dieses ab sofort nur einfach weglassen müsse und es dann evtl. später durch ein anders ersetzen könne. Dann, als sie sich etwas stabilisiert hatte, fragte ich sie, ob sie denn generell Angst vor dem Lebensende hätte. Nein, behauptete sie, aber eben jetzt gerade wolle sie nicht sterben. Ob es denn noch etwas Wichtiges für sie zu tun oder zu erfahren gäbe. Nein, aber sie hinge noch sehr am Leben und mit ein paar Jahren rechne sie schon noch. Mit 99 noch kein bisschen weise!

Ich erkläre den Menschen immer wieder, dass niemand seinen Tod selbst erleben könne. Meistens erlebt man auch sein Sterben nicht. Gerade heutzutage rechnet man entweder grundsätzlich damit, dass die Ärzte schon etwas tun werden, wenn man sich nicht gut fühlt. Oder man schätzt selbst das bedrohliche Kranksein falsch ein und bagatellisiert, dass nichts Ernstes passieren kann, und so geht das Gefühl für das eigentliche bewusste Sterben verloren. Man hat Angst vor Schmerzen oder auch seelisch-geistigen Störungen oder vor Unvorherzusehendem im Sterbeprozess selbst, und erfährt so das Sterben nicht als einen Lösungsprozess. Das Gefühl, die Vorstellungen und Bedeutungen des Sterbens gegenüber solchen Einstellungen im Mittelalter haben sich erheblich geändert. Während man sich früher in Höllenwahn und Folterphantasien hineingesteigert hat, wird das Sterben heute verdrängt, somatisiert und paranoisiert.

Natürlich gibt es ein letztes Unvorherzusehendes, ein letztes Unbewusstes. Damit meine ich nicht das nunmehr zu erwartende Leben nach dem Tod, ob ewig oder nicht, sondern ein Leben, ein etwas gesondertes Leben im Sterben. Es gibt nicht dieses andere Leben nach dem Tod, aber eines im Sterben, mitten im Sterbeprozess selbst. Und weil es mitten im Sterben ist, ist es durchaus ein anderes Leben. Nicht das gewohnte alltägliche. Es ist eher wie in einer Psychoanalyse, wo man Peinlichkeiten und Blödheiten sagt und sagen muss und es sich daher wie ein Sterben anfühlt. Dieser psychotisch Kranke, von dem ich gerade erzählt habe und der viele Male in der Nervenklinik war, sagte einmal sehr zutreffend: „Ein Toter kann nicht tot sein, Tod ist kein „Istzustand", weil das Wörtchen „sein" oder „ist" auf den Tod nicht angewendet werden kann." Weil „Tod" zwar ein Teil der sprachlichen Ordnung ist, aber die sprachliche Ordnung, die uns Menschen so stark bestimmt, nicht Teil des Todes. Wir sterben nicht, wir „toten" uns, wir stumpfen ab, verdunkeln uns tot, fertig. Da liegt der Unterschied. Wie vorhin erwähnt erlebt niemand seinen Tod, persönlich „ist" man nicht tot. Aber beim Sterben taucht ein anderes Leben auf, das wichtig ist und das man eben auch in Psychoanalyse oder Meditation erfährt. Stückchenweise natürlich nur. Man es kann lernen, dieses andere Leben, das das Sterben ist. Das „L´amourire".[22]

Man lernt es selbstverständlich auch im normalen Leben, wenn einen Depression, Verzweiflung, Verlust und schlimme Krankheit treffen. Und wenn einen gleich mehrere dieser Schicksale heimsuchen, überlebt man es manchmal nur schlecht. Deswegen plädiere ich für ein nach schlichten Kriterien einigermaßen gesundes Leben und ein Verfahren, diesen Vortod, dieses „Im Leben sterben" noch bewusster „durchzuarbeiten" (ein Begriff aus der Psychoanalyse für Komplexe und seelische Konflikte, die aufgedeckt und durchgearbeitet werden müssen). Interessanter Weise geht es um etwas, das schon der sonst durch seine nicht gerade zärtlichen Sexualvorstellungen berühmt gewordene Marquis de Sade so artikuliert hat: Es genügt nicht nur, dass der Mensch oder auch sonst ein Wesen einen Tod stirbt, sagte er. Es muss auch noch ein zweiter Tod stattfinden, in dem der Leichnam noch weiter ausgetilgt, zermörsert, zu reinem Nichts zerrieben wird. Denn nur dann könne sich etwas

---

[22] Darin ist das französische mourir, Sterben mit amour, Liebe und rire, Lachen zu einem erlösenden linguistischen Knoten verbunden. Es erinnert wieder an meine Eros / Thanatos – Formel, an die Liebe, die nur dadurch existiert, dass sie gegen den Tod kämpft.

Neues wieder erheben. Solange das Alte noch irgendeine Form hat, wird das Neue wieder etwas von dieser Form annehmen und nicht letztlich neu sein.

Lacan – den ich gerne zitiere - hat daraus im umgekehrten Sinne eine psychologische Version gemacht. Er sagte, man müsse diesen zweiten Tod vor dem ersten sterben. Man muss sich seelisch, psychosomatisch, im Unbewussten einfach, so zergliedern lassen, dass man wirklich zu seinem eigenen Ursprung, zu seinem eigenen Nullpunkt zurückkehrt, um von dort aus sein Leben neu zu bestimmen. Das klingt nun dramatischer als es ist. Aber genau dies ist der alten, 99-jährigen Dame nicht geglückt und deswegen muss sie trotz ihres Alters so eine Angst vor dem Sterben haben. Es hätte doch so viel Zeit und Möglichkeiten für mehrere dieser zweiten Tode gegeben. Aber sie hat sie nicht genützt, sie ist, wie ich eruieren konnte, Konflikten (vor allem in Form ernsthafter Gespräche) immer aus dem Weg gegangen. Aber jetzt rückt der zweite mit dem ersten Tod immer mehr zusammen, und das kann dann natürlich unangenehm werden.

So etwa bei einer Patientin, bei der ich erst vor einigen Tagen war. Ich traf gleichzeitig mit dem großen Notarztwagen, der Polizei und der Feuerwehr ein, denn ein Nachbar hatte alle dringlichst informiert, als er an der Wohnungstür läutete und niemand aufmachte. Trotzdem war es viel zu spät, die Frau war schon seit Stunden tot. Die Feuerwehr musste die Tür aufbrechen und die Patientin lag in einer Blutlache neben ihrem Telephon. Was war passiert? Die Frau musste seit langem Marcumar einnehmen, ein Blutverdünnungsmittel, das Zigtausende in unserem Land nach Embolien oder Thrombosen bekommen. Sie hatte sich am Bein etwas verletzt und natürlich wusste sie, dass es dann recht stark und lange bluten kann, weil die Gerinnung eben so herabgesetzt ist. Eine Blutspur führte ins Bad hinauf, wo sie sich offenbar ein dickes Handtuch fest um das Bein gewickelt hatte. Aber das war das falsche. Sie merkte erst nach einiger Zeit, das das Handtuch zu weich war, die Blutung daher durchsickerte bis das ganze Tuch durchnässt war. In Panik rannte sie in ein anderes Zimmer, um einen festeren Verband zu holen. Aber auch den konnte sie nicht richtig anbringen. Überall hinterließ sie Spuren, so auch zum Schluss, als sie zum Telephon rannte. Aber sie hatte inzwischen schon zuviel Blut verloren. Sie konnte noch eine Nummer wählen, vielleicht nicht die ganze, vielleicht eine unrichtige, dann starb sie an Verblutung.

Viel zu wenige Menschen wissen um die Gefährlichkeit ihrer Medikamente. Dauerbehandlungen mit so starken Mitteln sind immer problematisch. Sie unterdrücken die normalen Abwehrkräfte. Aber vor allem unterdrücken sie etwas, das wissenschaftlich schwierig zu erklären und zu beweisen ist. Früher hat man oft von der natürlichen „Ausstrahlung" gesunder Menschen gesprochen. Das ist freilich ein mythisch, mystisch, magischer Ausdruck. Viel besser hält man sich an die Psychoanalyse und ihr inzwischen wissenschaftlich erhärtetes Begriffsinstrumentarium. Freud war wie schon erwähnt von den Eros-Lebens-Trieben auf der einen Seite und dem Todestrieb auf der anderen ausgegangen. Egal, was damit immer auch gemeint ist, es sind primäre „Kräfte", Prinzipien, konstant insistierende Strebungen. Gerade wenn es jedoch wie hier nicht nur um die Erklärung von Neurosen gehen soll, sondern um Psychosomatik, also auch körperlich Empfundenes, muss man das Freudsche Modell etwas umformulieren. Nicht Eros / Thanatos stehen dann am Anfang, sondern der Wahrnehmungstrieb (Freud spricht auch vom Schautrieb, von der Schaulust) auf der einen Seite und auf der anderen ein Entäußerungstrieb (Sprechtrieb).

Was den Wahrnehmungstrieb angeht nenne ich ihn ein „Es Strahlt", denn diese primäre Art der Wahrnehmung ist leicht zu verstehen und nachzuempfinden, wenn wir uns z. B. den Sternhimmel anschauen. Schon der alte Kant hat dem „Firmament über ihm" eine besondere primäre Bedeutung gegeben. Der Blick in die ungeheuren, unmessbaren Weiten des Alls mit seinen so fernen gigantischen Sternen und Galaxien entlockt zweifelsohne ein Gefühl, eine tiefe Empfindung von etwas, das nicht nur außen, sondern auch wie von innen her „Strahlt". Eben, unsere Fähigkeit zur Primärwahrnehmung wird angeregt, die Lust zu sehen ist ursprünglich eine zu spüren, zu strahlen, zu scheinen. Für diese ursprünglichste Wahrnehmung braucht es noch kein Auge. „Nur mit dem Herzen sehen wir gut", meinte der Schriftsteller Saint Exupery zutreffend. Direkt, spontan, ohne Verfälschungen durch frühe Bilder, sehen wir am besten.

Die Psychoanalytikerin S. Maiello hat dieses „Strahlt" auch das „Erlebnis-Objekt" genannt.[23] Es ist ein psychisches Objekt, das heißt der Trieb ist hier noch ganz mit seinem Objekt verbunden. Noch im Mutterleib erfährt das Kind erstes „Erleben" als ein „Strahlt" und dies wird dann eben ein eigenständiger Trieb. Es ist dieser Vorgang, der gestört ist, wenn man mit dem „Herzen" nicht mehr gut sieht, also bei internen Erkrankungen. Und wenn man das Freudsche Konzept so darstellt, ist es auch leichter, psychosomatisch Kranken zu helfen. Denn der zweite Trieb muss dann nicht Todestrieb heißen, sondern eben Entäußerungstrieb, Verlautungstrieb – Lacan spricht vom „Invokationstrieb" (Anrufungs- oder Sprechtrieb). Also analog zum „Es Strahlt" ein „Es Verlautet", „Es Spricht". Das Unbewusste, speziell nach Lacan, ist ein „Ca parle", ein „Spricht", und damit sind wir wieder bei den Versprechern, den linguistischen Spielen, wo es ja ganz besonders stark und laut spricht.

Genug Theorie. Als ich vor zwei Tagen bei einer Herzkranken war, die ähnliche Beschwerden hatte wie beim Syndrom X, konnte ich diese Theorie in Praxis umsetzen. Ich sah bei ihr ein Buch über Autostereogramme liegen. Dabei handelt es sich um computererstellte Bilder, die angestarrt oder mit einem Art Schlafzimmerblick angestiert ein zweites, im ersten Bild verstecktes dreidimensionales Bild auftauchen lassen. Es ist als habe man einen Trance-Blick, einen „inständigen" Blick. Und genau das ist ja das „Strahlt" oder etwas ihm sehr Ähnliches. Ich konnte zu der Frau sagen: Versuchen Sie einmal – am besten mit geschlossenen Augen, aber wenn Sie schon Übung haben, geht es auch mit offenen oder halboffenen Augen – genau diesen Blick zu haben wie in diesem Buch beschrieben. Sie werden eine tiefe Entspannung, eine Psychokathar-

---

[23] Maiello, S., Psyche Nr. 2 (1999) S. 137-157

sis bemerken, die Ihre Schmerzen verschwinden lässt. Und tatsächlich, sie konnte sich so in sich zurückziehen, dass sich ihre Außenwahrnehmung (also das bewusste, programmierte Sehen) zugunsten dieser Primärwahrnehmung (dem unbewussten „Sehen", dem „Strahlt") reduzierte. Es trat eine Regression (Rückkehr auf primäre seelische Stufen) ein, die eine tiefe Entspannung bewirkte. Jetzt konnte ich ihr auch meine Broschüre geben, worin erklärt wird, dass wenn man diese Entspannung alleine macht, man auch ein Steuerungselement für das „Verlautet", das „Spricht" benötigt. Das ersetzt dann weitgehend den Therapeuten.

Eine perfekte Menschenfischerei war das noch nicht, aber ein Anfang. Einfacher ist es, bei Menschen mit Rückenschmerzen positive Effekte durch Entspannungsmethoden zu erlangen. Der muskuloskelettale Apparat ist mit Suggestionen und Gymnastik leichter zu beeinflussen. Menschen in den sogenannten Dritte-Welt-Ländern sind viel entspannter und auch drahtiger, trainierter. Sie haben viel mehr von der gerade erwähnten Zähigkeit an sich. Sie gehen auch ganz anders als wir, indem sie eine viel elementarere Beziehung zum Boden, zum Untergrund, zur Erde haben. Sie gehen nicht, sie umfassen und umformen mit ihren Füßen (da sie meist barfuss oder mit leichten Sandalen gehen) den Boden Die pure Erde ist ihnen heilig, und das stützt und stärkt sie, während wir in starrem Schuhwerk über den harten Asphalt trampeln. Selbst beim Freizeitsport joggen wir auf steingepflasterten Wegen und wundern uns dann, dass wir Knochen- und Knorpel-Abnutzungen haben.

Natürlich lässt sich das bei uns nicht mehr gänzlich ändern. Ich empfehle niemanden barfuss zu gehen oder selbstgestrickte Baumwolljacken zu tragen. Es geht mir nur um die dahinterstehende Philosophie, und die kann man lernen. Dem fünfzigjährigen Mann, hinter dem ich bei einem der nächsten Besuche stehe, verspreche ich sofortige Besserung seiner Schmerzen durch eine Heilanästhesie, aber ich versuche ihm auch einen Weg zur Selbstbehandlung zu zeigen. Ich spritze ihm ein Lokalanästhetikum neben die erkrankten Wirbel (paravertebral) und schon Sekunden danach kann" er sich wieder normal bewegen. Danach zeige ich ihm ein paar Übungen, wie er diese Lockerung auch selbst bewirken kann und rate ihm zu einer Rückenschule zu gehen und nicht mehr die schweren Bierkästen hoch zu schleppen, die überall herumstehen. Mit komplizierteren Entspannungstechniken wird er sich nicht anfreunden lassen, also verzichte ich darauf. Aber ein bisschen Selbsttherapie kann doch nicht schaden.

Trotzdem kommen mir meine Bemühungen und meine Theorie zu schwach vor. Als ich dieses Buch einem Notarztkollegen zu lesen gab, der auf einer Intensivstation arbeitet, fand auch er meine Gedanken wenig ergiebig. Ich sollte doch in einem gescheiten Notarztwagen fahren und nicht in diesem lächerlichen Bereitschaftsdienst mit dem Taxi. „Ihr könntet doch zu Hause den Leuten Schmerzpumpen legen oder sie im Wagen künstlich beatmen. Ihr seid Traumtänzer."
„Dafür sind wir keine Sadisten", erwiderte ich. „Erst kürzlich habe ich erlebt, wie ein 76-jähriger mit einem therapieresistenten metastasierenden Lymphdrüsenkrebs künstlich beatmet wurde, weil er eine Lungenentzündung bekam und ins Koma fiel. Es besteht eine kleine Chance, hat man der Ehefrau gesagt, die der künstlichen Beatmung zustimmen sollte. Kleine Chance für die Lungenentzündung, aber für den Krebs? Oder was war gemeint? Die Frau wusste es gar nicht genau. Jetzt kann der Mann nicht mehr sterben. Selbst wenn er wach wird, muss man ihn noch weiter, diesmal im künstlichen Koma lassen. Dass er je wieder von selbst wird atmen können ist mehr als fraglich. Nach Monaten sind seine Chancen schlechter geworden, er konnte kurz wieder aus dem Koma geholt werden, starb jedoch eine Woche später. Wenigstens ist ihm erspart geblieben, weiterhin einer dieser Zombies zu sein, wie sie auf vielen Intensivstationen liegen."

„Er spürt sein Leiden nicht," entgegnete mein Kollege, „und es kann immer noch etwas eintreten oder eine neue Therapie erstellt werden, wonach er noch eine Zeit lang leben kann. 76 ist kein Alter." Ich muss also weiter nach etwas suchen, was meine Einsätze effektvoller macht und meine Theorie verbessert. Ich erwidere ihm noch, dass das menschliche Subjekt im Zentrum stehen muss, nicht der Mensch als Objekt! Ich weiß schon, wo man das Problem ansetzen kann. Es liegt nicht nur an dem Mangel an guten Worten, an zutreffenden Deutungen, wie wir es von den reinen Psychoanalytikern erwarten. Und es liegt eben auch nicht im objektiven Blick. Es liegt in der grundsätzlichen Anschauung, im grundsätzlichen Blick auf die Dinge. Und was man da richtig „sieht", weiß, muss man zudem halt auch noch gut sagen!

Die Menschen haben den falschen Blick. Nicht den bösen wie es früher mythisch-magische Auffassung war, sondern den falschen. Vielleicht haben sie ein bisschen Empathie im Blick, wie ich es schon eingangs sagte, dass man das braucht. Für die allgemeine Verbindlichkeit ist das notwendig. Aber um mehr zu sehen, muss man den Blick aufwärmen, man muss ihn „inständiger" machen, durchdringender. Wir naturwissenschaftlich Orientierte haben den zwanghaften, den analen Blick, wir sehen alles nur eingeengt durch Formeln wie die des $E = mc^2$. Oder wir haben den hysterischen Blick, den oralen, wir fressen alles, was wir sehen, in uns hinein. Man muss den Blick vom Auge trennen. Nicht vollkommen, aber doch so, dass der Blick wieder frei wird, beweglich, aufgewärmt. Dass er die Dinge zärtlich umfasst, umspielt, sie anspricht.

Wenn man nicht alles nur anstarren, ablichten, anglotzen und einscannen will, was man sieht, muss man lernen, es „inständig" zu betrachten, zu schauen, zu verinnigen.[24] In der Medizin kursiert oft der Begriff des „diagnostischen Blicks", der Blickdiagnose. Na, ja, ein bisschen kann man das mit der „Inständigkeit" vergleichen, die ich meine. Wenn ich einen Kranken sehe, tauchen die Bilder seiner

---

[24] Vor allem Kinder im frühen Alter haben eine Vorform dieses „inständigen" Blicks. Darüber gibt es ausführliche Dokumentationen in der Säuglingsforschung, wo man auch vom „Zwischenleiblichen" spricht. D. h. das Bild des menschlichen Körpers dient als Kommunikationselement, an dem man sich abstimmt, abgleicht. Für eine erwachsenere Form dieses „inständigen" Blicks ist jedoch mehr nötig, als nur die Wahrnehmung einer körperbezogenen Zwischenleiblichkeit. Ich komme gleich nochmals darauf.

Adern, das schaumige Gewebe seiner Lungen und die Segel seiner Herzklappen vor mir auf. Ich war lange in der Pathologie tätig und so erscheint mir der Blick in den gerade noch Lebenden und jetzt Toten dem Blick in das Tote des Lebenden recht ähnlich. Wieder das Bild von Eros und Thanatos! Denn dieser „inständige" Blick ist ein Liebesblick. Es ist eben so als ergreife einen das Gefühl einer „Inständigkeit" und so verweilt man im anderen als blicke man über einen Horizont hinaus, als blicke man über die endlose Fläche eines Meeres oder gar über die Sterne hinweg. Hinweg und doch ins Innere, Innerste.

Ins Innerste von was, von wem? Stehen da die Zeichen, die Runen, die Hieroglyphen der Krankheit des Patienten? Nein, natürlich nicht. Man muss ihn fragen. Es genügt nicht, dass man durch die Galaxien hindurch schaut, als sei der Andere ein Außerirdischer. Es genügt nicht eine einfache „Zwischenkörperlichkeit". Muss etwas äußern, andeuten oder vermuten. „Wahrscheinlich haben Sie einen Gallenstau", sage ich zu der Frau, die mir Oberbauchbeschwerden und andere typische Symptome dafür geschildert hat (dunklen Urin, hellen Stuhl, Fettunverträglichkeit etc). „Die Galle staut sich in der Leber, wo sie gebildet wird. Sie ist vielleicht zu zäh, zu dickflüssig und erweitert die Gallengänge". Ich kann solche Vermutungen äußern, auch wenn ich sie noch nicht beweisen kann. Denn meine Äußerungen veranlassen beim Patienten weitere Bemerkungen seinerseits und sie erleichtern ihn schon ein wenig, weil so ein Wort wie Gallenstau ernst klingt und doch nicht so gefährlich und beunruhigend, wenn man es dann noch ein bisschen weiter erklärt. So verdichtet sich die Diagnose und es kommt dann doch heraus, dass man die Beschwerden der Frau mit galletreibenden Mitteln, sogenannten Choleretika wie etwa Artischockentabletten behandeln kann. Obwohl ich noch hinzusetze, dass die Frau sich mit Ultraschall und Blutchemie weiter untersuchen lassen soll, ist sie erfreut und glücklich. Also war es doch wieder ein kleiner Liebesakt. Ein sehr kleiner freilich.

Bei einem ähnliche Fall klappt es nicht so mit der direkten Deutung. Der Patient ist unruhig, gedrückt, hat Sodbrennen und Magenschmerzen. Auch hierbei geht es um die *Übertragung* und deren Auflösung. Doch diesmal versuche ich es durch die Vermittlung einer *Gegenübertragung*. Damit ist die Empfindung, die gespiegelte Wahrnehmung beim Analytiker gemeint, die durch die *Übertragung* des Patienten ausgelöst wird. Als der Patient recht problematisch seine Symptome schilderte, empfand ich selbst einen Druck im rechten Oberbauch. Das bedeutet nicht ein besonderes Mitgefühl. Es hat vielmehr damit zu tun, dass man spürt, wie sehr der Patient einem Macht und Wissen unterstellt. Mehr das Objekt seiner *Übertragung* zu sein als reines Mitgefühl weckte bei mir selbst Erinnerungen an Ärger und Wut.

„Auf wen haben sie denn so eine Wut", konnte daher noch zu ihm sagen, nachdem ich ihn untersucht hatte. Er war über meine Bemerkung zuerst etwas verdutzt war. Aber dann meinte er: „Auf meine Kollegin und meinen Chef." Schon als ich bei der Türe hereinkam, so denke ich mir jetzt, sind sich unsere inneren Organe begegnet. Spiegelbildlich, unbewusst. Unsere Gehirne, unser Unbewusstes hat ähnliche Wege der Begegnung benutzt. Eine Aufwallung hat eine Erinnerung getroffen, die sich auf eine andere Aufwallung bezog. Das Bedrohliche einer Krankheit, das immer den Tod im Hintergrund aufscheinen lässt, wird vom Lustvollen des Eros gekreuzt. In der Spiegelbildlichkeit ist ein kleiner Liebesmoment aufgeblitzt, der kaum wahrgenommen wurde. Jetzt muss er weitergeführt werden, und dazu kann man die *Gegenübertragung* nutzen. Man sagt, was selber bei einem innerlich auftaucht.

Das kann freilich auch schief gehen. Auch in den normalen Psychoanalysen ist dies sehr problematisch. Aber bei Magenerkrankungen sind die Dinge meist nicht so kompliziert. Man liegt fast immer richtig mit einer Deutung, dass zuviel Ärger heruntergeschluckt wird. Dass man die Wut nicht auskotzt. Der Chef, der Rivale, der Leistungsdruck, das Schuldgefühl, alles sammelt sich und liegt einem im Magen. Eine Großtat ist das also nicht, wenn man hier eine recht allgemeine und unverbindliche Interpretation gibt. Nur ein kleiner Thanatos, nur ein kleiner Eros. Mars hat Venus gekreuzt, aber es ist nicht Großes daraus entstanden. Ein herzhafter Händedruck zum Schluss, der ein Wohlwollen besiegeln soll.

Weiter geht es dann mit einem Alzheimer-Patienten, einem, dem die Krankheit doch recht zugesetzt hatte. Wo also Liebeszeichen mehr gefragt sind und der Tod seine psychodramatische Karte zeigt. Die Ehefrau wollte unbedingt, dass ich den Patienten in die Klinik einweise, weil er „bösartig" geworden sei. Ich baute mich groß vor ihm auf und sah ihn flehentlich an, bittend, fragend, „inständig" – wie ich es ja schon formulierte.[25] „Seien Sie doch nicht so streng mit ihrer Frau", sagte ich zu ihm, und in diesem Moment fing er bitterlich an zu weinen. Wir setzten uns und ich nahm seine Hände, drückte und massierte sie etwas, strich ihm über die Haare und blieb einfach eine Zeit lang ohne ein Wort neben ihm sitzen. „Die Tasche", sagte er dann plötzlich auf meine Arzttasche zeigend, zitternd, die Worte etwas verwaschend. „Das ist ein Zauberkasten", erklärte ich, und er machte große Augen dazu. Wir sitzen in einer kahlen, schlicht eingerichteten Küche, eine Plastiktischdecke, ein Plastikbecher, alles pflegeleicht, alles behindertengerecht. „Ja, eine Tasche voller Zauberdinge", fahre ich mit eindringlicher, empathischer, fast inbrünstiger Stimme fort. F. Dolto, eine Pariser Kinderanalytikerin sprach so mit Kleinstkindern aus einem Kinderasyl, die Neurodermitis und andere Krankheiten hatten. Mit warmer sonorer Stimme, mit einfühlender, berührender Anteilnahme wandte sie sich zu den Kindern und hatte damit Erfolg. Die Kinder verstanden sicher nichts von ihren Worten, aber den Gruß, die Bestätigungsworte haben sie begriffen, „inständig".

„Herr Lechner", drang ich in sein Ohr, „ich bin der Doktor", betonte ich, gewichtige Zeichen, den Klang, die Glocke, den Tonfall

---

[25] Hier kann ich einhaken und eine elaboriertere Form des „inständigen" Blicks beschreiben. Wenn der Blick voll von einer Frage, Aussage, Bedeutung erfüllt ist, wird er klarer, fester, beständiger. Die sakkadischen Augenbewegungen (das fast nicht zu bemerkende Spiel der Iris) werden ruhiger, und so vermittelt sich nicht nur eine einfache „Zwischenkörperlichkeit", sondern auch das, was der Psychoanalytiker D. Stern als den „moment of meeting" bezeichnet, eine primäre, rudimentäre Aussage im Zusammentreffen, ein Gruß, ein Bestätigungszeichen.

der Worte nutzend, als kämen die Buchstaben aus den gurgelnden, läutenden, wispernden Quirl eines Baches. Fast hätte ich zu ihm sagen wollen, dass ich der Strom, der Fluss, die Flut des Lebens bin, Triebkraft, Eros. Da haben wir es wieder, klar: Liebeskraft und Tod sind aufgerufen in dieser Krankheit. Ich glaube nicht, dass die paar Amyloid-Fibrillen im Gehirn des Rätsels Lösung sind. Sie spielen eine Rolle, gewiss, sie sind eher der letzte Ausdruck, die Ablagerung dieses Leidens. Aber die Ursache liegt tiefer. Man kann diese Menschen durchaus durch starke Anteilnahme, durch Übungen und intensive Kommunikationsversuche erreichen. Es ist falsch, nur die Hände zusammenzuschlagen und das Wort Alzheimer auszusprechen wie ein Inquisitionsurteil. Im Sumpf, im Moor der seelisch-geistigen Kräfte sind noch Reste erhalten, ist der Mensch noch fassbar. Natürlich ist es gut, wenn es noch bessere Medikamente geben wird wie man es jetzt von den beim Rheuma angewandten Immunsuppressiva erhofft. Aber der Mensch ist mehr als sein neuronales Netz.

Ich habe die Frau beruhigen können, habe dem Mann ein Lorazepam gegeben (ein Tranquilizer), das ihn einfach auf etwas sanfte Weise beruhigen wird. Wir müssen ihn nicht in die Klinik schicken, was ihn sicher sehr verwirrt hätte. Erschreckend, plötzlich die vielen Menschen sehen, die langen, kalten Gänge, die gefließten Zimmer, die Apparate. Der Patient ist doch sein Plastiktischtuch gewöhnt, seinen alten Küchenschrank und sein liebes(?) Faktotum von Frau. Sein Bett und seine Nachtischlampe. Sein „Strahlt", dem man ein besseres „Spricht" zugesellen muss, als er selbst hat. Oder umgekehrt: dem dumpfen „Tönen" in ihm muss man das „Erhellen" eines Morgens, eines Lichtblicks hinüberbringen.

Ich rede mich leicht, denke ich, als ich im selben Moment in das fahle aufdämmernde Licht des sich ankündigenden Morgens hinaustrete. „Auf, bade, Schüler, unverdrossen die ird´sche Brust im Morgenrot", heißt es im Faust, und das fand ich früher einmal ganz toll. Die Dichtung kann alles sagen. Trotzdem finde ich das Morgenlicht gut. Selbst bei der klirrenden Kälte lässt es eine weit entfernte Wärme anklingen. Die meisten Menschen schlafen noch, und so gehört diese Stunde nur mir. Die leeren Straßen sind mein Reich und ich schlendere sie entlang als sei ich ihr Souverän, ihr Großgrundbesitzer. Der Taxler winkt mir, ich steige ein, denke, dass in Indien der Chauffeur eines gemieteten Autos immer eine weiße Uniform mit goldenen Schulteraufsätzen trägt, hochherrschaftlich einfach. Schade, dass es das hier nicht gibt. Wir fahren noch zu einem Kind.

Ein Kind im Notdienst kann eine heikle Aufgabe sein. Es geht ihm schlecht, es hat schon erbrochen und Fieber. Ganz vereinzelt finden sich petechienähnliche Stellen auf der Haut, also punktförmige Flecken, an denen kleinste Blutaustritte vorliegen könnten. Eine Meningokokkenerkrankung, eine Mengigokokkensepsis kann innerhalb von zwei Stunden zum Tod führen. Plötzlich werden die Flecken größer, der Gesamtzustand verschlechtert sich rapide. Aber in diesem Fall, den ich ausführlich begutachte und weitere Symptome von den Eltern erfrage, liegt wohl nur ein harmloser Virusinfekt zugrunde. Die Beschwerden, auch die Punkte, bestehen schon zwei, drei Tage. Eine Klinikeinweisung wäre für so ein Kind von vier Jahren recht dramatisch. Ich verschreibe also fiebersenkende und schleimlösende Mittel. Natürlich die obligaten Wadenwickel, Einreibungen mit ätherischen Ölen und etwas Cola (halbstündlich löffelweise gegeben) gegen die Austrocknung und das Erbrechen. Als ich am nächsten Abend anrufe um zu hören wie es geht, hat sich alles schon etwas gebessert.

Bei einem Kind habe ich immer das Gefühl, dass man wirklich der ist, der man als Arzt ist: ein heilsamer Schrecken, eine halbdämonische mythische Figur, ein zu gleichen Teilen der Unter- und der Oberwelt angehörender Medizinmann oder Vodoo-Priester. Auf jeden Fall erinnere ich mich selber als Kind den Arzt so empfunden zu haben und diese Einschätzung meines Berufes von Seiten der Kinder hat sich bis heute wahrscheinlich nicht geändert. Es ist eine Mischung aus positiver und negativer *Übertragung*, wie wir das heute schlauerweise nennen. Eine solche und auch eine nur negative gibt es ebenso bei Erwachsenen. „Zum Teufel mit Ihnen", schreit mich ein alter Mann an, dem die Spritze mehr als üblich weh getan hat. Ja, ja, denke ich mir, etwas Mephistophelisches haben wir manchmal schon an uns. Allein schon die blinkende und so unglaublich spitze Stahlnadel hat etwas von den Gerätschaften an sich, die Signorelli in seiner Höllendarstellung im Dom von Orvieto so aggressiv-lüstern und riesengroß gemalt hat.

Doch, ein bisschen sind wir Sadomasochisten. Als Psychoanalytiker übernehmen wir mehr den masochistischen Teil. Wir hören uns alles an, lassen uns notfalls zuschwallen, selbst wenn es immer wieder das Gleiche ist, was der Patient erzählt. Aber als Arzt befinden wir uns mehr in der sadistischen Position. Es ist nicht gerade die Angst, die wir beim anderen lieben, wie es bei der echten sadistischen Perversion der Fall ist. Aber wir lieben doch den passiven Zustand, den Objektzustand, dass die Spritze, die Schere, der Röntgenstrahl, die Leber und das Herz alle auf der gleichen, gefälligen und erniedrigten Ebene liegen, wie die Klötze eines Baukastens oder eben der hilflos präsentierte Leib des Masochisten. Aber die aggressiv-libidinöse Mischung kann man auch verbindlich handhaben.

Ich sage oft zum Patienten - wenn ich Blut abnehmen muss oder auch bei einer Injektion – in dem Moment, in dem ich steche: „Und das war es schon." Und das ist ja auch die Wahrheit, denn in der halben Sekunde, bis der Kranke den Einstich verspürt hat, haben meine Worte schon zugetroffen. „Darf ich? frage ich und ziehe das untere Lid des Patienten etwas herunter: „Ihre Bindehäute sind sehr blass. Das spricht für eine leichte Anämie." Ich greife also an seinen Körper und sage dabei schon die halbe Wahrheit. Denn ich ziehe ihn hinein in die Ungewissheiten seiner Symptome, in das Zwischen eines mehr oder weniger Schlimmen. Das Tun und die Worte, meine Anspielungen und Handlungen müssen ihn in das Karussell zwischen dem zittrigen Lebensimpulsen und der kalten Erstarrung des Leidens mit hineinnehmen. Dort drinnen werden wir dann dem Libidinösen Vorrang vor dem Aggressiven geben.

Ich werde sagen, dass es Hoffnung gibt. Ich werde den Kranken nicht im leeren Raum stehen lassen. Ich habe fast nichts in der Hand, aber ich kann ihm versichern, dass ich mich um seine Problem bemühen werde. Ich gehe nicht schnell von ihm weg. Ich werde mit der Behörde telephonieren, mit den Kollegen, mit dem Arbeitgeber. Oft habe ich Vorgesetzte des Kranken angerufen und gesagt, dass ich Probleme habe, den Patienten krank zu schreiben, weil ich weiß, dass Arbeitsprobleme bei der Erkrankung eine wichtige Rolle spielen. „Herr X ist nicht schwer krank, aber die Symptome sind doch krankheitswertig, sind doch rechtfertigend für eine Arbeitsunfähigkeit. Wie können wir das Problem lösen?"

Und dann findet man meistens irgend einen Kompromiss. „Ich habe noch nie gehört, dass ein Arzt sich um so etwas kümmert," höre ich dann oft den Arbeitgeber sagen. „Ein Anruf ist doch keine Schwerarbeit," entgegne ich. Und so ein Telephonat erleichtert auch mein Gewissen, nicht einfach jeden krank zu schreiben, der Arbeitsprobleme hat und den Notarzt ruft. Wir könnten so viele unserer Konflikte lösen oder doch zumindest mildern. Doch ist mein Tun nur ein Tropfen auf den heißen Stein?

Manchmal kann man etwas nur durchschaubar, durchsichtig, transparent machen ohne viel dabei zu helfen. Ich wurde zu einem älterem Mann gerufen, weil er wohl einen Schlaganfall hatte. Tatsächlich war sein rechtes Bein gelähmt und auch der rechte Arm sehr geschwächt. Zudem war sein Sprachzentrum betroffen. Er konnte nur noch sehr wenig und dies auch nur unartikuliert sagen. Drei Frauen standen in Panik um ihn herum. Sie waren seine „Schülerinnen". Er war für sie der esoterische Philosoph, der Großmeister, der Geheimwissenschaftler gewesen, und sein Zustand passte jetzt gar nicht zu diesen seinen Höhen, seiner okkultistischen Gelehrsamkeit. Ja, das Okkulte, ist das nicht auch eine Art von Eros? Was verborgen ist, hat es nicht auch leicht den Beigeschmack des Verbotenen, Verworfenen? Ist das Geheimnisvolle nicht immer auch ein bisschen das Abgründige?

Hunderte von „Schülerinnen" und auch „Schülern" hatte der alte Mann, erzählten mir bibbernd die umstehenden Frauen, und sie zeigten mir seine Bibliothek. Werke von A. Besant und M. Blawatzki, kabbalistische, alchemistische und gnostische Bücher, auch Nostradamus und Hermes Trismegistos fehlte nicht. Auch das Buch eines Zahnarztes mit dem Titel: „Dreißig Jahre unter den Toten" stand da, weil dieser Autor jedes Geräusch, jedes Knacken im Schrank, jedes Wackeln eines Fensters als ein sich Bemerkbarmachen der Verstorbenen deutete. Jetzt war auch mein Patient den Toten nahe, ich sah die Angst in seiner Mimik, die Panik im Aufstoßen seines Stotterns. „Der Apoplex wird sich zurückbilden, ich lege ihm eine Infusion und wir verständigen sofort die „stroke unit" in der Klinik", sagte ich beschwichtigend. Aber das gesamte Weltbild war eingestürzt, das vom Geist getragene Universum in Auflösung. Extreme Schöngeistigkeit, überzogene Gedankenkonstruktionen, haben das Eros / Thanatos- Gemisch nicht erkannt, und jetzt stehe ich mitten in diesem Häuflein Elend und musste froh sein, als alle schließlich mit dem Krankenwagen im Eiltempo davonfuhren.[26]

Die Schöngeistigen, Geistvollen auch die modernen Intellektualisierer: sie sehen entweder nur das rot im Wort E-rot-ik oder sehen gar nichts. Auf jeden Fall sehen sie nicht diese Mischung von Eros und Tod (Aggression), sie sehen die „Erossion" nicht, dass da etwas erodiert ist, dass Mars und Venus sich kreuzen, dass man in diese Lettern, diese Silben- und Buchstabenanspielungen hinein

---

[26] Dazu muss ich noch die Bemerkung anhängen, dass die „stroke unit", die in Fachkreisen immer tönt, dass die Patienten innerhalb von sechs Stunden in der Klinik versorgt sein müssen, in diesem Fall total versagte: der Patient war schon eine dreiviertel Stunde nach dem Schlaganfallereignis in der Klinik, aber Untersuchungen, Hinüberfahren ins CT und wieder zurück und weitere Untersuchungen dauerten über sechs Stunden, obwohl kein anderer Notfall in der Klinik war. Der Hubschrauber sollte zwar einen Verletzten bringen, der dann eher ins CT gekommen wäre, aber dieser Transport traf im Laufe der Nacht gar nicht mehr ein! Ich erwähne hier nur das Buch von U. Ludwig, „Tatort Krankenhaus", demzufolge jährlich 400 000 Menschen in der Klink eher Schaden als Nutzen erleiden. 50 000 sterben an Behandlungsfehlern. Es fehlt hier wohl zunehmend die der „Liebe unterstellte Wissenschaft"!

muss. Amor war der Sohn von Mars und Venus, aber mit griechisch-römischer Mythologie allein geht es heute nicht mehr. Wir brauchen die Linguistik, deswegen habe ich vom „L´amourire" gesprochen, vom Sterbenlieben. Man muss die Liebe eben da aufsuchen, wo der Tod nahe ist. Darauf haben diese „Schülerinnen" ihren Meister nie aufmerksam gemacht.

3. Die gute Praxis

Von der pflanzlichen Kost mit etwas Fisch und der guten ausreichenden Bewegung habe ich also schon gesprochen. Das ist eine Basis, bei der ich bleiben möchte.[27] Aber es gibt natürlich noch mehr gute Praxis. Würde man hier aber eine nach der anderen aufzählen, landete man schnell wieder beim Moralisieren, was eher das Gegenteil bringt. Denn auch das Moralisieren ist ein bisschen sadistisch, oder sagen wir einfach nur grob, provozierend, eine Art von Mobbing. Inzwischen ist es tieferer Winter geworden, und leider ist es vorerst auch nicht mehr der schöne gemütliche Winter mit viel Schnee, durch den man stapfen und sich einen Weg bahnen musste. Es gibt Schneeregen, Matsch, kalte scheußliche Nässe. Da kann einen nur noch eine gewisse Berufung aufrecht erhalten. Aber auch die funktioniert nur, wenn man Fortschritte macht, z. B. differenziertere Diagnosen stellen und dann auch noch etwas einigermaßen Richtiges tun kann. So komme ich zu einer Frau, die schon einmal eine Lungenembolie hatte, wie sie mir erzählt und damit die Diagnosestellung erleichtert. Denn jetzt hat sie wieder eine. Schwere plötzliche Atemnot, vorher lange bettlägerig gewesen, Cortison nehmen müssen, einen Infekt gehabt.

Jetzt hilft meine kleine Sauerstofflasche und eine Infusion mit Heparin. Bis der große Notarztwagen eintrifft, den ich rufen ließ, geht es der Frau schon wieder besser. Ich hinterlasse dem Kollegen einen Kurzbericht und er spricht mir seine Anerkennung aus. Ja, das ist auch manchmal notwendig, vor allem nach dem Gespräch mit dem anderen Kollegen. Dass der im Grunde genommen bezüglich schwererer Fälle im Notdienst erfahrenere Kollege ein Lob ausspricht, tut absolut gut. Offensichtlich sind sonst die Taxinotärzte tatsächlich nicht sehr gut angesehen. Auch mir sind schon etliche Einsätze nicht so glanzvoll gelungen. Man ist dann froh, wenn der Patient es noch in die Klinik geschafft hat. Aber umso besser ist es,

---

[27] Damit plädiere ich nicht für irgendeine Weltanschauung, mir geht es nur um einen Rahmen und eine Annäherung an eine Wissenschaft vom Subjekt. Das Subjekt ist jedoch irgendwo stets eingeschrieben ins Reale, und speziell diesen Einschreibungen will ich mich hier nähern.

wenn man ihm die Klinik ersparen kann. Der Notarzt wollte die Frau in diesem Fall zwar mitnehmen, obwohl es ihr besser ging, aber sie lehnte vehement ab. Nein, es ginge ihr so viel besser, sie werde sich jetzt mehr bewegen und eine blutgerinnungshemmende Therapie könne auch ich einleiten.

Anerkennung, die wirklich befriedigt, ist im modernen Medizinbetrieb nicht so einfach zu bekommen. Deswegen fahren viele Kollegen sei es im Rahmen der „Ärzte ohne Grenzen" oder auch selbstorganisiert nach Afrika oder Süd-Ost-Asien. Die Patienten dort leiden noch oft unter richtig entstellenden Krankheiten, riesengroßen Strumen, Milz- und Leberschwellungen, schweren Infekten, großen Abszessen und anderen mit unseren hiesigen Methoden gut zu behandelnden Erkrankungen. Wenn man dann mit unserer Technik, Tuberkulostatika oder hochentwickelter Antibiotika effektvoll helfen kann, ist die Bestätigung von Seiten der Bevölkerung natürlich groß. Man muss zwar viel tun, fällt aber abends erfüllt und befriedigt ins Bett. Schnell spricht sich herum, dass ein europäischer Arzt da ist, der zudem vielleicht auch noch ein paar andere Dinge aus seinem Fundus verschenkt. Dagegen sind wie gesagt in unserer pluralistischen Medizin, die ständig im Wandel ist, dauerhafte und so richtig aus tiefstem Herzen kommende Anerkennungen nicht so leicht zu erhalten. Und als Eros / Thanatos – Therapierer dürfte man sie auch gar nicht mehr brauchen. Man muss eine Anerkennung ja aus sich selber, aus der eigenen Struktur, aus der Wahrheit des „Objekts" per se haben können (ein Künstler benötigt in erster Linie auch nicht die Anerkennung des Publikums, sondern eben die aus dem Objekt, dem Gelingen, dem Wahrhaften seiner Kunst selbst).

Wir machen viel zu wenig aus tiefstem Herzen., aus der originären Struktur von uns selbst heraus. In diesen Ländern, von denen ich auch schon weiter oben einmal sprach, wird einem manchmal eine Geste, ein Lächeln geschenkt, das nicht nur so oberflächlich wie bei uns daherkommt oder dem alltäglichen Geschäftsgebrauch dient. Es gibt da manchmal ein „Strahlen", das von Grund auf zu Grund auf kommt, vom Innersten zum Innersten, inbrünstig, echt.

Die Leute haben nichts und sind sich auch nichts – jedenfalls in der Skala unserer Wertekategorien – und deswegen sieht es so aus, als können sie sich jeden Moment aus ihrer Struktur selbst heraus verschenken. Natürlich sind sie sogar in vieler Hinsicht mehr als wir denken. Sie sind alle kleine Lebenskünstler, kleine Selige, kleine Götter, während wir nur Kinder einer globalisierten Welt sind.

Eine schöne Wohnung hat der junge Mann, zu dem ich mit dem modernen, aluminiumverspiegelten Lift hinaufgefahren bin. Alles perfekt dort, neues Mobilar, der Innenarchitekt hat die Pastellfarben ausgewählt, die Elektronik, die Jalousien, die Kücheneinrichtung sind vom feinsten. Er ist sportlich und schick, flink, elegant und gewandt. Ein Juppie, ein avancierter Jungakademiker. Aber er leidet unter schrecklichem Tinnitus, Ohrgeräuschen, die mal hell, mal dumpf rauschend und einfach quälend sind. Zugrunde liegt ein Problem mit dem Gehörgedächtnis, mit dem ganzen psychisch-neurologischem Apparat, der mit der Akustik im weitesten Sinne zu tun hat. Er hat schon alles ausprobiert, durchblutungsfördernde Mittel, beruhigende, neuroleptische und antidepressive Tabletten. Neurologe, HNO-Arzt und Orthopäde (wegen der Halswirbel) sind schon konsultiert worden. Auch Umkonditionierungen hat er bereits versucht. Dabei handelt es sich um genau so etwas, was ich schon dem Patienten mit der überprotektiven Mutter raten wollte, nämlich sich auf die feinen, subtilen Laute einer natürlichen Umgebung oder einer entsprechenden Musik zu konzentrieren, wodurch das Gehörgedächtnis umtrainiert, anders herum konditioniert wird. Diese Methoden werden auch in den Tinnituskliniken angewandt und gelten eigentlich als das, was dem Ursächlichen dieser Krankheit am besten entspricht.

Das ist jetzt die Gelegenheit, ihm mein „Verlautet", das Lacansche „ca parle dans l'inconscient" (das „Spricht" im Unbewussten) nahe zu bringen. Es geht nicht nur um das Hörgedächtnis, erkläre ich ihm, es geht auch um das gesamte Unbewusste in uns, das eben „wie eine Sprache" aufgebaut ist und innere Konflikte auf einer ganz primären Ebene zur Entäußerung bringt. Ein „Invokationstrieb", eine Strebung des Hör-Sprech-Systems, ein Sprechtrieb, findet keinen anderen Weg mehr, als sich durch diese Töne bemerkbar zu machen. Ein tieferes Verständnis seiner Krankheit wird seine Beschwerden schon etwas erleichtern. Umkonditionierung durch äußere Hilfen kann weiteres zur Besserung beitragen, aber noch idealer ist es, direkt durch das Ohrgeräusch hindurch zu gehen. Dazu muss man versuchen, mitten im Tinnitusgeräusch die feinsten Töne herauszufinden, heraus zu destillieren und darauf zu achten, ob man nicht unmittelbar eine Silbe, einen Silben- oder Wortklang heraushören kann. Dabei braucht man nicht unbedingt die Unterstützung eines Therapeuten, der Therapeut muss nicht ein physisch daneben sitzender Mensch sein. Es kann auch durch das, was Lacan – ich erwähnte es schon - eine „linguistische Formel", einen „linguistischen Kristall" genannt hat und was ich in Fußnote 11 schon angedeutet habe, vermittelt werden. Es wirkt dann der Therapeut per se, die Therapeutik, Instrument des symbolischen Vaters insofern er auch der Vater des Symbols ist, der „Ur-Wortklang-Bildner" . .

Wir sind jetzt nicht an der Grenze zur Mystik angelangt. Die Sache ist im Gegenteil sehr einfach. Ich habe ja auf die beiden Grundtriebe der Freudschen Psychoanalyse hingewiesen und auch darauf, dass man diese in ihrem Primärvorgang erfassen kann. Doch wenn man sich nur allein auf die beiden Primärtriebe - das „Strahlt" (den „Bildner") und das „Spricht" (den „Ur-Wortklang") selbst konzentriert, käme man in schöne Schwierigkeiten. Mein Patient hat nichts davon, wenn sein Tinnitus nur noch aus den feinsten Tönen besteht, denn auch diese werden ihm lästig sein. Und ablenkende Musik will man auch nicht dauernd hören. Man benötigt etwas wissenschaftlich klar und effektiv Verbindendes. Ein solches kann eben der „linguistische Kristall" sein. Dieser besteht nicht nur aus dem „Verlautet", dem „Spricht", dem „Tönt", selbst wenn es dem Patienten gelingen würde, einen Wortklang herauszuhören. Denn die Bedeutung eines solchen müsste er noch zusätzlich erarbeiten. Es muss vielmehr eine formelhafte Formulierung sein, die zwar das „Strahlt" kristallin und das „Spricht" eben nach Maßgabe einer primären Entäußerung beinhaltet, aber weiterhin auch noch einer psychologischen Linguistik gehorcht. Ich will jetzt mehr dazu nicht sagen, weil ich dem Patienten auch erst einmal nicht mehr gesagt habe und ihm wieder einmal meine Broschüre in die Hand drücken konnte. Aber beim Tinnitus ist solch ein Verfahren gut klar zu machen, andererseits sicher nicht einfach einzuüben. Denn was soll das sein, was da „verlautet", es muss ja nicht immer etwas Pathologisches sein. Ich verweise auf das Buch von A. Tomatis (Das Ohr und das Leben, Erforschung der seelischen Klangwelt, Patmos (2000), worin es um das Gleiche geht.[28]

Lehrer eignen sich allerdings ganz gut dafür, ihnen ein psychologisches Verfahren nahe zubringen.. Sie lehren nicht nur andere, sie sind oft auch am Lernen interessiert. Gestern Nacht musste ich zu einem von ihnen, d. h. zu seiner Lehrer-Frau. Er selbst empfing mich mit einem Zettel in der Hand, auf den er alles aufgeschrieben hatte, was er mir über seine Frau sagen wollte. Sie selbst saß schnur-gerade aufgerichtet im Bett, geordnetes Haar, die Hände gesittet über den Knien gefaltet. Die Vorzugsschülerin sozusagen. Er fing an, die verschiedenen Leiden aufzuzählen, beginnend mit dem Kopf, dann über Schultern und Herz bis zu den Beinen. Hinterkopfneuralgie, ständiger Husten, Schulterschmerzen bei Bewegungen nach hinten und oben, Herzdruck nach links und rechts ausstrahlend, Hüftschmerzen usw. Während er alles vorlas, nickte sie bestätigend mit dem Kopf. Ja, Herr Lehrer, ja, ja, ja.

Ich begann sie zu untersuchen. Ich wusste, hier kann ich nur reüssieren, wenn ich alles ganz behutsam und genau mache. Den Kopf nach allen Seiten drehen, alle Nervenaustrittspunkte drücken. „Die Nervenaustrittspunkte am Hinterkopf und über den Nebenhöhlen vorne sind druckempfindlich", doziere ich, „hier liegt also wohl eine chronische Neuralgie vor, vielleicht halswirbelsäulenbedingt, vielleicht auch idiopathisch." Der Mann ergänzt mich durch weitere Fragen, bestätigt, ergänzt, bestätigt. Er führt seine Frau vor wie

---

[28] Eine gute Darstellung des Problems findet sich auch bei Heinrichs, H., Terror Tinnitus, Walter (2003), worin der Autor insbesondere den psychoanalytischen Zugang zur Behandlung erwähnt (S. 135). Aber eine direkte Verwendung des rein akustischen „Verlautet" zu einem auch inhaltlichen „Verlautet" kann er nicht aufzeigen.

ein Dressurobjekt. Wieder muss ich denken, wie sie im Bett sind: bestimmt nicht lieblos, sondern einfach nur nach vorgegebenem Schema. Wie ein Fremdenführer leitet er seine Frau zum Höhepunkt. Oben angekommen preist er noch etwas die Schönheit, die Perfektion, die Großartigkeit der Methode. Sie führen beide - ganz einfach gesagt - ein geregeltes Leben, ein maßstabgetreues, und das ist dann wahrscheinlich auch beim Sex so. Das muss ja nicht schlecht sein. Trotzdem wittere ich ein Eheproblem und andere Gründe für diese sicher auch psychosomatisch bedingte Erkrankung. Ich spreche das vorsichtig an und überlasse dann dem Herrn Lehrer den weiteren Unterricht, in dem er mir ein bisschen recht gibt. Ich gebe ihnen meine Broschüre mit der Bemerkung, dass sie dreißig Jahre lang gesammeltes Wissen enthält, was er mit einem „Jawohl, Herr Doktor" quittiert.

Immerhin ist solch eine Begegnung erfreulicher als die, die danach kommt und bei der mich eine alte Dame anherrscht: „Was wollen Sie eigentlich hier, ich habe Sie gar nicht gerufen". „Doch", sage ich, „irgendjemand muss es aber getan haben, denn die Notdienstzentrale hat mich angewiesen, zu Ihnen zu kommen".
„Was heißt da irgendjemand! Sind Sie der irgendjemand?!"
„Nein, ich bin jemand ganz Bestimmter, ich bin der Notarzt".
„Jemand ganz Bestimmter!! Ich mag die ganz Bestimmten nicht", kontert die alte Frau wieder und wendet sich ab.
„Na gut", sage ich, „meine Bestimmung richtet sich nach dem, woran Sie leiden, inwiefern Sie krank sind, zum Beispiel Schmerzen oder Schwindel haben." Der Besuch war mit B, 7 angemeldet worden, also neurologisch, so konnte ich auf gut Glück etwas vom Schwindel sagen, der die meisten neurologischen Erkrankungen begleitet. Jetzt war sie dann doch aufgeschlossen: „Ja, der Schwindel, der ist fürchterlich".

Und so kamen wir ins Gespräch über die einsame alte Frau, deren Tochter vor vielen Jahren gestorben war und sonst gab es niemand auf der Welt, den sie kennen würde. Mit Nachbarn und im Geschäft gegenüber gibt es ein paar Worte. Das Schicksal hätte sie gestraft. Schon als Kind war sie immer die Brave und bekam

Schelte dafür, der Ehemann war beim Geheimdienst und ist nach zwei Jahren verschwunden. Sie glaubte, es habe mit seinem Beruf zu tun gehabt, während ich denke, er hat sich unter diesem beruflichen Deckmantel einfach aus dem Staub gemacht. Viele Jahre später nämlich erhielt sie eine Todesbescheinigung. „Vielleicht war er solange wegen seiner Tätigkeit eingesperrt worden", meint sie. Die Wahrheit ist wohl schmerzlicher, denke ich und gebe ihr ein Mittel gegen den Schwindel, was so gesehen selbst wieder nur ein Schwindel ist.

„Der Mensch ist eine Fehlkonstruktion", sagte in diesem Sinne einer meiner ältesten Praxisassistenten früher einmal. „Er ist nur eine Halbkonstruktion und wir müssen diese eben fertig machen", hielt ich dagegen. Dieser Mann hatte nach Jurastudium und zehn Jahren Tätigkeit als Jurist Medizin studiert. Nachdem er sein Praktikum bei mir abgeleistet hatte, eröffnete er eine Praxis, drei Jahre später hörte ich, dass er gestorben sei. Wahrscheinlich war es dieser Doppelberuf, der eine Fehlkonstruktion war. Man kann in jedem, oder fast jedem Beruf erfolgreich und auch zufrieden sein. Aber das ist schon ein enormer Aufwand, als Volljurist mit so langer praktischer Erfahrung nochmals alles von vorne auf sich zu nehmen und dann wohl zu sehen, dass auch im neuen Beruf alles erkämpft und erarbeitet werden muss. Man kann sich anderweitig fortbilden und dann auch andere Berufe ergreifen, am besten aber mit der Erfahrung, die man aus dem Vorberuf einbringt. Doch alles doppelt und zweifach akkurat machen ist zwangsneurotisch. Zumindest überfordernd.

Auch mein Mediziner-Jurist musste feststellen: Es gibt nichts hundertprozentig Sicheres in der Medizin. Manchmal ist der ganz schnelle Transport in die Spezialabteilung das absolut Richtige und Notwendige, manchmal ist das Gegenteil besser. Nach dem Besuch bei der schwindelkranken Dame musste ich eine ältere Frau in die Klinik einweisen, weil sie schwere Durchblutungsstörungen der Beine hatte. In der Klinik bekam sie nach einem Kathedereingriff Heparin, worauf sie mit einer disseminierten Gerinnungsstörung reagierte. Das heißt, dass an bestimmten Stellen im Körper Gerinnsel auftreten, an anderen wieder Blutungen. Man weiß nicht mehr, was man machen soll. Nach dem Absetzen des Heparins erlitt sie jedoch einen kleinen Herzinfarkt mit Herzrhythmusstörungen. Man gab ihr andere gerinnungshemmende Medikamente und implantierte ihr einen Schrittmacher. Dieser Eingriff belastete sie jedoch so, so dass sie Darmblutungen bekam. Ein Stück Darm musste reseziert werden. Dadurch wurden jedoch die Nieren so belastet, dass sie ein akutes Nierenversagen erlitt. Man musste sie an die Dialyse anschließen. Störungen im gesamten Mineralstoffhaushalt und allgemeine Verschlechterung führten schließlich zu einem Multiorganversagen und zum Tod.

Das sind die Gründe, warum wir eine Patientenverfügung erstellen. Aber konnte man den Verlauf absehen? Kann man den Ärzten etwas vorwerfen? Ich habe etliche derartige Fälle gesehen, aber eben auch viele großartige Heilungen bei komplexen chirurgisch-internen-intensivmedizinischen Maßnahmen. Wo gibt es eigentlich ein Problem und wenn, wie kann man es benennen und ändern? Ich glaube, wir müssen selbst mündiger werden, an uns selbst arbeiten, vorbeugen. Wenn die Leute in der Dritten Welt alle kleine Götter sind, müssen wir eben alle kleine Spezialisten, Fachleute für uns selber werden. Wir müssen uns – auch medizinisch – selber mehr in den Griff bekommen. Vor allem psycho-somatisch. B. Appleyard, ein Fachjournalist, schreibt, dass wir uns auf die Wissenschaften absolut nicht verlassen sollen – wir sollen uns damit beschäftigen, aber vertrauen sollten wir auf uns selbst, unser eigentliches, bewusstes Selbst.[29]

Für eine der Liebe unterstellte Wissenschaft

Psycho-somatisch soll das bezeichnen, was wir früher Seele genannt haben. Aber Seele war ein ungenaues Wort, es leitet sich tatsächlich vom still gelegenen, romantischen See her, und auch das Wort Psyche ist nicht definitiver. Wir erfahren uns in Psyche und

---

[29] Appleyard, B., Der halbierte Mensch, Die Naturwissenschaften und die Seele des modernen Menschen, Kindler (1992)

Soma gespalten, obwohl hier irgend eine Einheit dahinterstecken muss, die letztlich in unserem sogenannten Ich nur eine Vorerst-Instanz ist, in der wir uns erst einmal nur vordergründig gefunden haben. Nur haben die Psychoanalytiker der zweiten Generation den Fehler gemacht von „Ichstärke" und „Ichschwäche" zu reden, wobei das erstere favorisiert werden sollte. Aber wie sollte das gehen? Sollte man sich nach dem Ich-Selbst des Analytikers richten? Das Ich oder Selbst des Analytikers ist nur ein anderes Ich-Selbst und gewiss muss man in unserer Gesellschaft etwas „ichstark" sein, aber heißt das nicht eigentlich auch „egoistisch"? Bei den kleinen bis mittelgroßen Alltagskonflikten muss man sich durchsetzen können, wie die Schlaumeier sagen. Gut, aber generell, auf was kommt es an? Freud hat gesagt, das Ich muss da ankommen, wo ES, das Reservoir der Triebkräfte ist bzw. war. ES, das eigentliche Subjekt, das sein Wort macht, das sein Leben nach dem Gehalt wesentlicher Bedeutungen ausrichtet und nicht nur nach einer Stärke, Protzigkeit oder so etwas Ähnlichem. Das ist gefragt, die verbale Authentizität, die Bedeutungskraft.

Entsprechend dieser Bedeutungskraft hat auch Jesus seine Kranken geheilt. Die französische Psychoanalytikerin F. Dolto, die ich vorhin schon zitiert habe, machte darüber sehr einleuchtende Bemerkungen, die ich mit ein paar eigenen Einlassungen so wiedergeben könnte: Mit Lazarus zum Beispiel war Jesus ja als Kind aufgewachsen, sie waren jahrelang Spielkameraden und Freunde gewesen. Mehrmals heißt es bei Johannes Kapitel 11, dass Jesus Lazarus und dessen Familie sehr gewogen war und liebte. Aber während Jesus sich zum Heiler, Rabbi und Propheten ausbilden ließ (bei den Qumranern oder auch bei Johannes dem Täufer) und in dieser Profession schon weit gekommen war, hing Lazarus immer noch in dem Weiberhaushalt der „Frauen und Schwestern" herum, ohne Beruf, ohne Perspektive, ohne Vateridentifizierung. Kurz: er war ein heruntergekommener Neurotiker, ein Waschlappen, verwahrlost, verkommen, und litt somit wahrscheinlich an einer „schizoaffektiven" psycho-somatischen Erkrankung, an einer Borderline-Persönlichkeitsstörung. Solche Leute ziehen sich oft wochenlang in ihr Zimmer zurück, reden mit niemanden, trinken und rauchen vielleicht, waschen und pflegen sich nicht und fangen zu stinken an. In so einem sich dramatisch zuspitzenden Moment von Lazarus Krankheit rufen die Frauen nunmehr nach Jesus, von dessen Renomee sie gehört haben.

Jesus kommt und ruft seinen alten Freund, seinen Kumpel, der kataton (starr, wie tot) und stinkend in seiner Kammer liegt:[30] „Sperr doch auf, komm heraus, alter Jugendkamerad! Komm, mach auf!" Und tatsächlich, auf die Stimme seines früheren geliebten Jugendfreundes öffnet er die Türe. Nunmehr kann Jesus ihm die Leviten lesen, erst freundlich und liebevoll, dann mehr und mehr seine Situation analysierend strenger und deutlicher werden. „Lazarus, du kannst doch nicht so ödipal fixiert an den Rockzipfeln der Frauen hängen bleiben! Du bist doch ein Mann, der eine eigene Frau braucht und nicht wie im Inzest mit seinen Schwestern lebt." In Johannes 12, 10 heißt es dann auch, dass Lazarus wieder Anschluss an seinen alten Freund gefunden hatte. Hier benötigt man doch nicht die Geschichte einer außergewöhnlichen und biologisch unmöglichen Reanimation eines schon tagelang Toten, wie die Orthodoxen es behaupten. Nur kurz war die Intervention von Jesus bei Lazarus, also ein echter Notfalleinsatz. Man kann also psychosomatisch heilend wirken, auch wenn man nicht viel Zeit hat.

Ich plädiere ja hier auch nicht dafür, im normalen ärztlichen Notdienst psychoanalytisch tätig zu werden, sondern dafür, dass Psychosomatik das Wichtigste ist, was nicht nur der Arzt, sondern auch ein Laie lernen kann und muss. Ein paar eindrucksvolle Beispiele helfen oft schon sehr viel weiter, wenn es darum geht, auch in anderen Fällen das Richtige zu sagen und zu tun. Da sich in der Psychoanalyse ohnehin sehr viel um Leben und Sexualität dreht, sind Kapitel aus diesem Bereich immer lehrreich. Bevor ich mich niedergelassen habe und begann Notdienst zu fahren, war ich in

---

[30] Die hebräisch-aramäisch-griechischen Wörter für „Gruft" sind in ihren Bedeutungen variierend. Auch die Stellen Johannes 11, 11 - 16 sind nicht eindeutig. Jesus spricht erst ganz klar davon, Lazarus aus dem „Schlaf" zu wecken. Der Schreiber versucht dies dann zu relativieren, dass der Schlaf des Todes gemeint sei.

einer renommierten Herz-Kreislaufklinik tätig. Es war eine Rehaklinik speziell für Infarktkranke. In der Zeit, während der ich dort Assistenzarzt war, musste ich die Sterblichkeitsstatistik der Klinik in den letzten zwanzig Jahren begutachten. Von den ca. sechzig Todesfällen, die es gegeben hatte, betrafen elf den Liebestod, das heißt also einen Todesfall während der sexuellen Begegnung, beim Liebesakt. In der Statistik war auffallend, dass die meisten tödlichen Ereignisse von Männern mit fremden Frauen, sogenannten Kurschatten erfolgt waren, nur einmal war die eigene Ehefrau mit im Bett. Dabei war es üblich, dass die Ehefrauen oft, speziell natürlich an Wochenenden zu Besuch kommen konnten und es auch taten. Die Häufigkeit außerehelicher Kontakte hatte also nicht nur etwas mit der häufigeren Gelegenheit der Patienten, sich untereinander zu begegnen, zu tun. Die reine Begegnungswahrscheinlichkeit lag etwa bei 30 zu 70 (Ehefrauen zu Kurschatten), die Lebensgefährlichkeit der Intimkontakte aber bei 10 zu 90! Mit den fremden Frauen ins Bett zu gehen, war offensichtlich viel stressiger, aufregender und auch gewissensbelasteter. Dieses Ergebnis wurde natürlich dann den Patienten der Klinik in einer dezent vorgetragenen Abendlektion übermittelt. Ich weiß nicht, ob die Statistik sich daraufhin gebessert hat.

Was ich jedoch sehr problematisch fand, war die medizinisch-psychologische Aufarbeitung der Liebestodthematik bei den Ärzten. Es wurde empfohlen, die Männer sollten generell mehr masturbieren, das würde die Entspannung fördern, die Sucht nach den Kurschatten vermindern und das Herz entlasten. Schon Lacan sagte, dass die Masturbation das Genießen des Idioten ist. Es mit einer Wand oder einem Stück Papier zu treiben, worauf ein Pin-Up Girl zu sehen ist, ist doch nun wirklich nicht intelligent. Diese modernen Wissenschaftler haben überhaupt keine weiterreichenden Perspektiven mehr. Sie denken einfach nicht nach. Das Schöne, Wertvolle und Spannende am Sex - wenn man überhaupt so pauschal argumentieren will – ist doch, dass man es mit einem anderen Menschen teilt, einem anderen menschlichen Wesen, das fühlt, denkt und spricht (wenn auch oder: gerade wenn auch völlig anders als man selbst). Selbst wenn das Herz entlastet wird, das bisschen Grips im Hirn wird doch durch Masturbation noch weiter verblödet, und ist das nicht noch schlimmer? Ständig, auch heute noch, kann man in kardiologischen (natürlich auch in sexualkundlichen (aber die haben sowieso nichts besseres zu bieten) Fachzeitschriften lesen, dass man die Leute zur Masturbation anregen soll.

Aber was in der Pubertät, in der Jugend noch gilt, muss man es nicht im Erwachsenenleben auf eine etwas elaboriertere Ebene heben? Was für die Sexualität gilt, gilt auch für die Mystik. Der Physiker E. Mach hatte früh in seinem Wissenschaftsleben eines dieser mystischen Erlebnisse, in dem er sich in ekstatischer Form - für eine Weile zumindest - eins mit sich und der Welt fühlte. Wer hat nicht schon einmal – und gerade eben in der Jugend - etwas Ähnliches gefühlt? Man sitzt am Ufer eines Flusses, die Sonne geht gerade auf und hüllt einen in ihre wohlige Wärme ein, das Wasser kräuselt sich, ein Mückenschwarm tanzt, und mit einem Male ist man selbst das Fließen, die Welle des Flusses, die einen wegträgt, das Kräuseln, das einen durchschauert. Für einen Moment nur. Eine übersinnliche Erfahrung? Eine unio mystica? Ach Gott, wir sind doch heute weiter, natürlich auf Kosten der trockensten Nüchternheit. Wir wissen doch heute, dass das alles nur die „Spiegelneuronen" im Gehirn bewirken. Die einen Neuronen haben das Bild des Flusses in sich aufgenommen, die anderen etwas Analoges, also etwas sanft Dahingleitendes in uns selbst aufgegriffen und schon oszillieren, interagieren, spiegeln die beiden Neuronenkomplexe ihre Inhalte hin zu einem ganzheitlichen Strömen, Fließen, Davongetragenwerden. Die ganze Psyche steckt im Gehirn. Die ganze Welt ist nichts als Spiegelung. Es ist wie mit Eros und Thanatos, Liebe und Tod flammen auf zu einer Vision, aber die lässt sich nicht vollends leben.

Diese mystische Vision ist nur die halbe Wahrheit. Sie betrifft eben – genauso wie die blande Sexualität - vorwiegend nur das kindliche „Strahlt", die Primärwahrnehmung, die sozusagen einen Moment lang in sich gefangen bleibt, das „Erlebnisobjekt", eine Erscheinung ohne große Bedeutung. Dagegen ist das „Spricht" das Erscheinen der Bedeutung selbst, hier überwiegt der Sinn, das Signifikante, das Sagen, die „Spreche" des Erwachsenen - wenn ich es einmal so verkürzt ausdrücken darf. Diese hat Herr E. Mach später vergeblich über naturwissenschaftliche Zusammenhänge herzustellen versucht, wie auch viele neuzeitlich Ergriffene: so etwa Tennyson, Romain Rolland oder Sheldrake. Nein, man kann den letzten Zusammenhang nur psychoanalytisch, psychosomatisch herstellen. Man muss mit dem Unbewussten sprechen! Dazu muss man allerdings die Psychoanalyse etwas „anders herum" betreiben.[31] Man muss den Blick erlernen, der auf „Augenhöhe" etwas sagt, der den Blick des Anderen zur Rede bringt, den „inständigen" Blick, zu dem man dann aber auch noch das Ent-„Sprechende" sagen muss.[32]

Einmal war es bei einem Besuch in einem äußerlich schlichten, aber doch architektonisch durch seine harmonische Bauweise anmutig wirkenden Haus, dass ich glaubte, ich könnte dieser Doppelt-Verbindung des „Strahlt" und „Spricht" recht nahe gekommen sein. Ein älterer Herr machte mir auf und führte mich in ein ebenso anmutig gestaltetes Innendesign. Da stand nur ein großer Tisch in einem leeren Raum, ein paar Art Deco Stühle an der Wand. Und dann noch schöne runde Steine, Holz- und Tongefäße, ein Bild, eine Lampe. Anklänge an Feng Shui oder Zen? Der Mann muss doch entspannt und gesund sein. Aber er hatte Blutdruckprobleme. Es gab nur dieses eine Problem in seinem sonst reichhaltigen Leben. Eine nette Familie bis hin zu den Enkelkindern gab es, ein gutes Rentnerdasein mit vielen Interessen und Bewegung. Selbst ich fühlte mich gut mit diesem „Patienten" und seinem Raum. Kurz, es gab das, was der Psychoanalytiker D. Stern den „now moment" nennt, den Ereignismoment zwischen zwei Menschen, den, wo es „Strahlt". Und als ich ihn dann nach einiger Zeit der Gespräche über das Wesen des Blutdrucks, der körperlichen und seelischen Hintergrunde, ein wenig lakonisch die Frage stellte, ob er denn

---

[31] So lautet auch ein Seminar . Lacans: L'envers de la Psychanalyse, was ich mit das „Andersherum" der Psychoanalyse übersetze.
[32] Wir stehen dauernd unter dem Blick des Anderen, der damit so etwas wie eine Ur-Übertragung darstellt, eine Übertragung außerhalb der Analyse oder auch „wilde Übertragung" genannt.

keinen dieser „krumeligen Komplexe hat, wie ihn die Psychoanalytiker beschreiben" trat ein Schweigen ein und wir sahen uns in die Augen. Plötzlich war D. Sterns „moment of meeting" da, der „inständige" Blick, der die schönen Steine und Gefäße und den ganzen Raum in sich einschloss, einzog, konzentrisch. Da wusste ich, dass mein Patient genau da, wo auch ich suchte und mich quälte, eine generelle – oder wie man manchmal sagt „höhere" – Wahrheit, Wissenschaft zu finden, beschäftigt war, was seinen Blutdruck in die Höhe trieb und er sich selbst verwirrte. In dieser Identität mit ihm „hörte" ich mich denken: „Die Steine sprechen Tönernes!" (Ein seltsamer Ausdruck, doch er war mir sofort klar: die schönen Steine, die schöne Architektur spricht - nein, eben nicht vom Schönen, sondern im Gegenteil: sie sind simpler Ton, Tonerde, sie reden Tacheles, stehen auf tönernen Füßen etc. etc. (das sind typische Wortklangassoziationen, wie sie in der Psychoanalyse in Form von Versprechern, Träumen, usw. wichtig sind, ja das Entscheidende der Analyse darstellen).

„Ich bin nicht homosexuell" sagte er in Anspielung auf das Blinken in unserem gemeinsamen Blick, unserer gemeinsamen „Inständigkeit", „ich habe mich nur verrannt in der Suche nach dem Stein der Weisen, politisch, geschichtlich", ergänzte er. Er habe ein Buch geschrieben über das „Reich Europa", das schon unter Karl dem V. greifbar nahe war und heute in Gefahr laufe, eine rein materialistische Union zu werden. Dauernd wälze er Bücher und baue wieder neue Teile in sein Werk ein, formuliere alte um, verwerfe wieder alles, um neu anfangen zu müssen. Natürlich schenkte er mir ein Exemplar mit der Bemerkung, dass es total unvollendet sei, nur eine vorläufige Werkausgabe, er sei überhaupt nicht glücklich damit. Aber er glaube jetzt auch, dass sein Blutdruck von den Schwankungen abhänge, die er sich selber zufüge auf irgendwie seltsamen Wegen zwischen Geistes- und Kulturgeschichte und dem eigenen Unbewussten. „Warum identifiziere ich mich so mit der Größe des Abendlandes, mit einem Größengebilde, mit Größe überhaupt? Vielleicht hängt es mit einem Unfall zusammen, den ich als kleines Kind erlitt und wonach ich lange im Koma gelegen haben soll", endete er seine Deutungen. Ich gab ihm als Ent-

„Sprechendes" meine Broschüre und wir sind später in Kontakt geblieben.

Den „inständigen" Blick darf man also nicht haben, bevor man nicht auch eine tragfähige „Sprech"-Situation herbeigeführt hat. Einfach nur „Schauen" und vielleicht dazu lächeln und warten was passiert, gilt nicht. Das können sich eben nur die Menschen leisten, von denen ich weiter oben gesprochen habe, Teile dieser Primärgesellschaft, die ihren fremden Gast begrüßen, die ihn anschauen, weil sie wissen, dass auch er zum Anschauen gekommen ist. Zum Anschauen der exotischen Landschaft eines Gesichts, der anderen Menschenart, der Orientalik z. B. oder der paradiesischen Südländigkeit. Hierbei bleibt die „Inständigkeit" in einer leichten Schwebe, sie passt sich in die malerische Atmosphäre ein, in die quirlige allgemeine Lebendigkeit (z. B. eines Marktes) oder die Besonderheit einer kulturellen Veranstaltung oder von sonst etwas, das einen festen Rahmen abgibt, der wie ein initiiertes Gespräch wirkt. Diese Menschen wissen dann aber oft nicht das Ent-„Sprechende" zu sagen. Sie bleiben beim „Tönernen", was ja nichts Negatives ist, aber eben auch nicht die „Weisheit".

Der Mensch ist eben gespalten und er muss diese Triebkräfte daher in sich zusammenkriegen, -biegen, in eine klare Kombinatorik bringen. In sich. Jeder. Und die Menschen, die ich besuche, können es meistens nicht, während es viele doch wenigstens ein bisschen erreichen. Bei einem Kranken mit einer Encephalomyelitis disseminata (Multiple Sklerose) sehe ich diese Spaltung sehr ausgeprägt. Manchmal ist er gut drauf, erzählt er, dann wieder zu Tode betrübt. Manchmal kann er fast alles wieder bewegen, dann schnürt ihn alles ein, die Arme, die Beine am schlimmsten. Ich habe ihn im Notdienst sicher an die zehnmal besucht, manchmal sagte ich zum Taxifahrer: Machen Sie den kleinen Umweg, bevor wir zum nächsten Besuch kommen, schaue ich nochmals schnell bei Herrn K. vorbei. Wenn er merkt, dass ich ihn nebenbei besuche, ist er zwar beleidigt, aber oft bemerkt er es nicht. Psychische und neurologische Symptome überlagern sich bei seiner Krankheit oft gravierend. Es gibt die unterschiedlichsten Verläufe und man weiß nicht, von was es abhängt. Die Krankheit ist rätselhafterweise auch geo-klimatisch sehr unterschiedlich verteilt. Auf der Nordhalbkugel ist sie im Norden viel häufiger, im Mittelmeerraum und südlich davon gibt es sie kaum. Auf der Südhalbkugel ist zumindest für Australien ein analoges Süd-Nord-Gefälle nachweisbar. Höhere Zivilisationsdichte, raueres Wetter scheinen eine Rolle zu spielen. Und dann gibt es natürlich noch die Geo-Psyche.[33]

Ich spreche mit Herrn K. viel darüber und muntere ihn auf, doch wieder in den Süden zu fahren, wo er herkommt. Wenn es ihm etwas besser geht, sagt er immer: „Ja was soll´s. Ich sitze zwar viel im Rollstuhl, aber dafür muss ich auch nicht Bankdirektor werden und keine Kletterwand hochsteigen". Ein sozialer Leistungsdruck muss ihn also nicht belasten, er hat den Status des Behinderten und hat Zeit, sich um die „höheren Wahrheiten" zu kümmern. Er macht verschiedene Arten Gymnastik, autogenes Training und liest alles, was ihm in die Hände fällt. Wir stimmen in den alten Spruch der psychodelischen Revolte ein: tune in, turn on, blow up! Kommen Sie, wir heben ab, sage ich zu ihm, denn er hat manchmal Zustände von Fluggefühlen, wo alles leicht und frei ist. Danach allerdings holt ihn meist doch wieder die Schwerkraft ein, der Geo-Faktor (ich stellte für mich die These auf, dass im Äquatorialbereich die Fliehkraft größer ist als zu den Polen hin, und dass dies vielleicht die geographische Krankheitsverteilung mit erklären könnte. Es könnte aber auch die Wirkung des Lichts und der Wärme sein wie bei den Depressionen, wo es ja auch eine ähnliche geographische Verteilung gibt).

Den Menschen hilft es, wenn man auch mal alle diese unüblichen Thesen mit ihnen durchdiskutiert, für die ein Schulmediziner weder Zeit noch Verständnis hat. Gerade für die Patienten, die mit so angedeutet neurologischen Problemen zu tun haben, ohne dass man eine wirklich neurologisch gesicherte Diagnose stellen kann, ist es wichtig, etwas im paramedizinischen Bereich zu erfinden.

---

[33] Das Buch „Geopsyche" von G. Hellpach hat mich als Jugendlicher fasziniert. Die dort enthaltenen Thesen sind allerdings zum größeren Teil veraltet. Man müsste ein neues schreiben.

Auch in der klassischen psychoanalytischen Behandlung muss man die Wahrheit, die „psychische Realität" – wie Freud dies nannte – finden, erfinden. Erfinden nicht im Sinne von phantasieren, einbilden, imaginieren, sondern von herausfinden, zusammenfinden, er – finden eben, wie es die Erfinder tun. Der Erfinder der Dampfmaschine hat sich auch nicht nur etwas eingebildet. Sondern erfinden so wie Picasso es sagte: ich suche nicht, ich finde. Das sind Dinge, die man absolut nicht an der Universität lernt.

So habe ich ihm erklärt, dass seine Krankheit ihn zwar in vielen Bereichen behindert, aber gleichzeitig verschafft sie ihm eben einen Zugang zu unbewussten Mechanismen, über die andere Menschen wiederum nicht verfügen. So seien seine Levitationsgefühle etwas, das früher viele Mystiker beschrieben hätten. Heute müssen wir anders damit umgehen. Wir müssen eine Technik lernen, uns immer wieder an diese Gefühle zu erinnern. Irgendwann bekommen sie dann eine Stetigkeit, die uns gewisse Erkenntnisse ermöglicht. In der Psychoanalyse lernen wir Dinge zu erinnern, die wir verdrängt haben, und die Erkenntnis geht mit der Erinnerung einher. Es geht also um genau das Gleiche. Wir müssen Erinnerungsarbeit leisten, so oder so herum, ob durch Aufdeckung oder durch Wiederholung. Wir müssen uns an „die Wirklichkeit erinnern",[34] nach auf hin, hinauf!

Stets gibt es die Gratwanderung zwischen scheinbarer und echter Hilfe. Ich bin bei einer Patientin, die schon regelmäßig ein Morphiumpflaster verwendet, aber die Schmerzen sind jetzt doch wie-

---

[34] Ein Buch der Psychoanalytikerin Leuzinger-Bohleber heißt: „Erinnerung an die Wirklichkeit". Gemeint ist Erinnerung aus dem Unbewussten heraus, aber auch unter Einbeziehung des Wirklichen, des Gehirns und seiner Neurologie. Es geht also eher um eine echte, fundierte, „wirkliche" Erinnerung, oder noch besser: um Erinnerung von etwas „Wirklichen", das auch nahe am Wahren ist. Die „Levitationsgefühle" bezeichne ich als etwas Psychokathartisches, an das man sich – hat man es immer wieder geübt – sich dann nur noch zu erinnern braucht, um es zu erfahren und mit ihm in Richtung auf Erkenntnis, Analyse, Wahrheit, arbeiten zu können. Allerdings empfehle ich die Erinnerung an eine grundlegende formelhafte Formulierung, weil alles andere natürlich nur eigensinnige Selbstsuggestion ist.

der schlimmer geworden. Sie hat schwere Arthrose und Osteoporose. Für Operationen ist sie zu alt und zu schwach. Ich verordne ihr trotzdem leichte Bewegungsübungen durch eine Krankengymnastikerin mit Hausbesuch. Dann bespreche ich mit ihr, ob man die Stärke des Pflasters erhöhen soll oder lieber nur gelegentlich eine zusätzliche Injektion gibt. Es heißt allgemein, dass in Deutschland zu wenig Opiate gegeben werden, dass man Angst hat, die Leute süchtig zu machen. Aber das ist eher das kleinere Problem. Das größere ist meiner Ansicht nach, dass Morphium die Persönlichkeit der Menschen verändert. Sie sind irgendwie hinter einem sanften Schleier versteckt, nicht mehr sichtbar und authentisch. Was soll man also tun?

Dass in der Palliativmedizin Morphium verwendet wird, ist selbstverständlich. Auch bei stärksten Schmerzen und beim Sterbenden wird man nicht zögern, wenn dieser das auch wirklich will. Auch hier allerdings würde ich Morphium niemanden gewaltsam aufdrängen, denn ich habe doch vom „Leben im Sterben" gesprochen, diesem wichtigen Leben, das so anders verläuft. Aber man muss es natürlich auch leben können. Wer sich nicht schon vorher in seinem Leben damit beschäftigt hat und es für abstrus hält, den wird man nicht in seinen letzten Tagen oder Wochen von dem Experiment erzählen, das die Sterbeforscherin Kübler-Ross das „letzte Stadium des Wachstums" genannt hat. Death, the Final Stage of Growth, hieß eines ihrer Bücher. Sie propagierte ein intensives Sprechen mit den Sterbenden gerade auch über das Annehmen des Todes als einer seelischen Reifung, doch als sie selber an mehreren Schlaganfällen erkrankte und rollstuhlpflichtig wurde, war sie zuerst total hilflos und verstört. Ihr Tod soll aber Jahre später dann doch noch einigermaßen friedlich eingetreten sein. Ihr Fehler war, dass sie ein Leben n a c h dem Tod und sehr abgehobene, spiritistisch-spirituelle Erfahrungen propagierte. Genau das „Leben im Sterben" hat sie nicht verstanden, obwohl sie es fast so ausgedrückt hat.

Ich einige mich mit der Patientin doch auf eine Injektion und nicht auf eine ständige Erhöhung ihrer Morphiumdosis in Form eines

Pflasters. Ihre Wohnung ist allerdings bereits eingerichtet und ausgestattet wie eine Aussegnungshalle, wo die Menschen aufgebart, drapiert, ausgestreckt in der Mitte eines Raumes liegen. So genau auch sie: das große Pflegebett mitten im Wohnzimmer, links und rechts Nachtkästchen mit Blumen, eine Bibel und jede Menge Papiertaschentücher. Papiertaschentücher sind das häufigste Utensil, das Sterbende in ihren Händen halten, und das kann man durchaus verstehen. Irgendwo gibt es immer etwas zum abwischen, schnäuzen oder zurechtzuputzen. Zum Beschönigen vor der angeblichen Misslichkeit des Todes. Nur ist meine Patientin noch lange nicht zum Sterben. Sie hat weder eine lebensbedrohliche Erkrankung, noch sonst ein Anzeichen des nahenden Todes. Offensichtlich zelebriert sie ihr Sterben, vielleicht will sie die Umwelt beeindrucken. Ich mache ihr also Mut, drohe ihr damit, dass sie noch lange zu leben haben würde und prophezeie ihr, dass die Bewegungsübungen ihr auch die Schmerzen nehmen würden und sich dadurch die Nachteile der Medikamente vermindern lassen.

Später komme ich – in einer Art Umgekehrtheit der vorigen Situation - zu einer Afrikanerin, die gesund und vital aussieht, aber in Wirklichkeit ist sie schwer krank. Irgendwie gehen wir wahrscheinlich unbewusst davon aus, dass Angehörige dieser Völker, in denen man ständig ums nackte Überleben kämpfen muss, von vornherein stärker und robuster sind. Die Geo-Psyche schimmert wieder durch. Aber diesmal stimmt sie nicht. Die Frau hat schon im Kongo einen Herzinfarkt erlitten, er lässt sich noch eindeutig im EKG sehen. Ist der Infarkt also doch nicht nur eine Krankheit der modernen Stressgesellschaft? Die Patientin hat Vergewaltigungen erlebt, die Eltern und ein Geschwister sind im Krieg im Ostkongo getötet worden, ein Krieg, der angeblich drei Millionen Menschen das Leben gekostet haben soll und der hier bei uns kaum wahrgenommen wurde und auch jetzt noch nicht wird. Nach langer Zeit hat man ein paar Blauhelme hinübergeschickt, die natürlich nicht viel ausrichten können. Es ist für mich sehr schwer nachzuvollziehen, inwieweit sie traumatisiert und krank ist.

Ich schreibe ihr das Eplerenon auf, von dem ich schon erwähnt habe, dass es an der Herzmuskelzelle und nicht am Koronargefäß angreift und eigentlich entgegen der Lehrmeinung wirkt. Und dann schreibe ich ihr ein Attest, dass sie aus dem Asylheim in eine andere bessere Einrichtung wechseln kann, wo eine Landsmännin von ihr lebt. Wieder fühle ich mich extrem insuffizient, weil ich mehr nicht tun kann für jemanden, der vielleicht total entwurzelt und sterbenskrank ist. Aber auf der anderen Seite spüre ich eine etwas erotisierte *Gegenübertragung*, d. h. auf die Tatsache, dass sie nach einiger Zeit des Gesprächs und medizinischer Offerten beginnt, mich für einen sehr potenten Medizinmann zu halten, reagiere ich mit einer diffusen, etwas körperlich angeregten und unruhigen Verfassung, die vielleicht irgendeiner unbewussten Primärerotik entspricht. Sind sie nicht Urmütter, weibliche Primärwesen, diese schwarzen Frauen? Wie die Erinnerung an Marmeladenbrote bei Marcel Proust wecken sie geheimnisvolle Urvorstellungen über den Geruch von Waldböden und Wasserpflanzen, sehr, sehr warmer Haut und flüchtiger körperlicher Rieselempfindungen. Also einer kleinen Psychokatharsis vielleicht. Doch mein Verstand sagt mir, dass die Frau eine haltlos arme Haut ist, ziemlich verzweifelt, echt krank und ohne große Zukunft. Ich sage absichtlich Haut, weil dies das weibliche Organ per se ist, und mit dem kommen die Männer nie ganz klar.

Ich sehe sie nach langer Zeit noch einmal. Es hat zwei Jahre gedauert, bis die deutsche Bürokratie ihr die ersehnte Unterkunft zugewiesen hat, aber sonst ist ihre Situation die gleiche. Sie kann keine richtige Arbeit finden, solange sie sich im Asylantenstatus befindet, andererseits wird man sie noch lange nicht in den Kongo zurückschicken können, denn dort hat sich nichts geändert. Die Welt schaut weiter zu, nein, sie sieht weiter gar nicht hin, was sich dort tut (es gibt ja dort auch kein Öl). Da ich oft in ein Asylantenheim zu Besuch kam, habe ich längere Zeit den Verlauf des Asylverfahrens einer Äthiopierin verfolgen können. Asthma und Hauterkrankungen waren sicher auch psychosomatisch mitbedingt und vor dem Hintergrund ihrer Asylbewerbung zu sehen. Schließlich zog sich das Verfahren sieben Jahre lang hin! Mengistu, als dessen

Verfolgte sie hierher gekommen war, war schon lange tot und so wurde von den hiesigen Behörden immer neues Beweismaterial aus Äthiopien angefordert. Letztendlich rief ich den Richter an und klärte ihn darüber auf, dass eine Entscheidung gefällt werden müsse, sonst würde die Frau noch mehr erkranken. Man gab ihr eine gewisse Summe und schickte sie nach Äthiopien zurück. Nach sieben Jahren! Ich hätte ihr nach so langer Zeit hier eine Chance gegeben. Gegen die Bürokratie ist man wie gegen die falsche Globalisierung – denke ich - machtlos.

Der tiefe und weite Raum des Unbewussten.

Ich liebe den Wechsel der Jahreszeiten. Mir macht die eisige Kälte der Winternächte nichts aus. Im Gegenteil, ich mag diese kalte Frische, die den Kopf klar und die Gedanken ganz durchsichtig und transparent macht. Ich mag diese kristallglitzernde Wachheit, diese erhöhte Vigilanz sternenheller Dezembernächte. Man spurtet viel schneller die Treppen in den vierten oder fünften Stock der alten Stadthäuser hinauf und die schnee- oder raureif überzogenen Bäume und Sträucher liefern mir jetzt die Meditationsbilder zum Abbau der Stressgedanken und der beruflichen Zweifel. Den Rheumatikern ist besonders schwer gerecht zu werden und ihrem anspruchvollen Bitten zu entsprechen. Und im Winter sind sie ja manchmal wirklich noch schlechter dran. Trockene Kälte tut ja noch gut, aber kalte Nässe verschlechtert ihre Symptome. Eine fünfzigjährige Frau, die ich schon mehrmals besucht habe, und der ich sogar vor kurzem noch den Aufenthalt in einem weitab gelegenen Sanatorium ihrer Wünsche erkämpft habe, empfängt mich total vorwurfsvoll. Sie will unbedingt wieder in eine andere Kurklinik, denn diese letzte habe ihr nichts gebracht. Ich soll sofort mit der Kasse reden und ihre Schmerzen seien unerträglich. Sie zeigt mir ihre verkrümmten, verkrüppelten und verschwielten Hände, deren Finger abstehen wie die knorrigen Äste einer griechischen Korkeiche, die dem ständigen Nordwind getrotzt hat. Harte, verbeulte Gelenke auch an den Knien und Füßen. Das ganze Skelett knorpelig starr, als würde sie von einem bösartigen Sturm- und Wettergott ständig gestraft. Und tatsächlich, irgendetwas an ihrem Verhalten,

ihrem seelischen Ausdruck ist genau so verklemmt, verdrechselt und verknorpelt wie ihr Äußeres.
Aber andererseits ist sie das Urbild des Leidenden und Schmerzgeplagten, einer Geschundenen und Gekreuzigten (mehr noch als der, den wir in Bayern in den sogenannten Herrgottswinkeln aufhängen). Wie soll man so jemanden zurechtweisen, wie sollte ich diese Patientin mit ihrer fordernden, fast erpresserischen Art konfrontieren? Ich erkläre ihr lang und breit, dass schon diese lange Fahrt in die von ihr gewollte Rheumaklinik so viel Geld gekostet hat, dass die Kasse ausdrücklich auf die Ausnahmeregelung, jemanden so weit weg zu schicken, hingewiesen hat. An eine zweite Kur in so kurzem Abstand sei wahrscheinlich nicht zu denken, aber ich werde mich umhören. Zudem bekommt sie alle diese extrem teuren Rheumamittel, die unter dem Namen Biologicals heutzutage verordnet werden. Dazu muss man sagen, dass diese Biologicals alles andere als biologisch sind. Sie unterdrücken nur noch gezielter und stärker das Immunsystem, als die bisherigen Mittel. Sie haben allerdings auch manchmal deutliche Nebenwirkungen, und dann muss man eben wieder auf herkömmliche Medikamente zurückgreifen.

Meine Patientin fuchtelt mit ihren Krallenhänden vor mir herum, damit ich nur ja deutlich genug sehen soll, wie es um sie steht. Es steht wirklich schlecht um sie, und so gebe ich ihr auf jeden Fall eine Injektion mit einem wenigstens kurzfristig wirkenden Schmerz- und Rheumamittel. Ich kenne andere Rheumatiker, die es geschafft haben, mit sehr wenig allopathischen Mitteln auszukommen und sich selbst mit Bädern, Einreibungen, Bewegungsübungen, Wärme- und Kältetherapie, Phytotherapeutika und lediglich Medikamenten wie Resochin (ein Chininabkömmling) oder selbst Aspirin über Wasser zu halten. Selen in höherer Dosierung ist hier auch manchmal hilfreich. Diese Patienten haben mit dem Schmerz ein Komplott geschlossen, einen geheimen Vertrag. Ich weiß nicht, wie sie das machen, aber es wird so etwas Ähnliches sein, wie ich es für meine Psychosomatik versuche: den Schmerz in eine Festigkeit zu verwandeln, in einen Felsen, eine Burg, deren Last man dann irgendwie aushalten kann.

Ich weiß, wie fragwürdig solche Bemerkungen sind. Sie sollen keine Empfehlung zu allgemeiner Askese sein. Eher rate ich zu modernen Anwendungen und zu einem zusätzlichen psychotherapeutischen Verfahren. Irgendetwas wehrt sich lediglich in mir, dass wir heute bei so vielen Krankheiten das Immunsystem stark unterdrücken. Das Immunsystem, das uns doch vor Angriffen von Viren und Bakterien und Krebs schützt! In der Transplantationsmedizin sehe ich das ja noch ein, und natürlich kommt es wie immer auch auf die Schwere der Erkrankung an, ob man bei sogenannten Kollagenosen, Erkrankungen, bei denen sich das Immunsystem gegen den eigenen Körper richtet, solche Immunsuppressiva geben muss oder nicht. Ich will hier nur auf die rein strukturelle, verballogische Widersprüchlichkeit hinweisen, die es in der modernen Medizin eben gibt. Wer hat über diese Patientin denn den Fluch ausgesprochen, dass ihre Glieder verdorren sollen?![35]

Mit den Stellungnahmen zur Immunsuppression verweise ich nochmals auf die Tatsache, dass sehr viele Menschen mit derartigen Erkrankungen von der Schulmedizin einfach nichts wissen wollen. Es geht hier nicht um eine Kontroverse von Alternativmedizin zur naturwissenschaftlichen Medizin, sondern darum, dass vielen Patienten das materialistische Weltbild nicht genügt und sie sich woanders orientieren, und dass man dies zur Kenntnis nehmen und in gewisser Weise auch respektieren muss. Man muss die alternative Seite ja nicht unterstützen, aber man sollte auch nicht gegen sie intervenieren, wenn der Patient einfach rigoros so eingestellt ist. Einmal hatte ich eine junge Frau mit beidseitigem Brustkrebs und beginnender Metastasierung. Der Frauenarzt schrieb sie nicht mehr krank, weil sie sich nicht operieren lassen wollte. Ich fand dies grotesk, denn krank war sie doch auf jeden Fall. Die Patientin ging einen auch für mein Gefühl radikal alternativen Weg, zog in ein südliches Land, unterzog sich einer strikt vegetarischen Ernährung und arbeitete mit zwei Therapeuten, einem Heilprakti-

---

[35] Bei einer anderen Rheumatikerin konnte ich erfahren, dass sie ihre Mutter früher oft tätlich angegriffen hatte. Hat so ihr Über-Ich ihre Finger verkrüppeln lassen? Man muss differenzierter vorgehen, das ist nur eine vage Deutung.

ker und einem Osteopathen zusammen. Sie hatte ganz genaue Vorstellungen, was zu machen sei und war von ihrer Gesundung absolut überzeugt. Nach zwei Jahren waren die Knoten in der Brust tatsächlich fast verschwunden. Ein weiteres Jahr später berichtete sie mir, dass sie unbedingt ein Kind wolle, aber jetzt zwei Abgänge gehabt hätte. Schließlich kam sie jedoch ein Jahr später mit einem Säugling wieder zu mir.

Sie hatte den perfekten psychosomatischen Zugang zu sich gefunden, wie dies genau funktioniert hat, ist mir rätselhaft. Es war ihre absolute Überzeugung, geheilt werden zu können und sich auch dabei selbst zu heilen. Leider habe ich sie aus den Augen verloren, die ganze Geschichte liegt mehr als zwanzig Jahre zurück. Ich erwähne dieses Beispiel auch nur, um zu zeigen wie unsinnig der Frauenarzt gehandelt hat, diese Patientin nicht krank zu schreiben. Ich habe dies damals – sozusagen stellvertretend für ihn – natürlich getan, ich glaube, die Krankschreibung zog sich etwa über ein Jahr hin. Für die Solidargemeinschaft war dies jedenfalls das beste und günstigste Lösung. Hätte sich die Patientin operieren und später dann mit Chemotherapie behandeln lassen, würde sie – diese Meinung haben mir auch andere Kollegen bestätigt – nicht mehr leben und es hätte alles nur fürchterlich viel gekostet. Gut, ich kann nicht ausschließen, dass nach dieser Art von „Spontanheilung"[36] der Tumor später doch noch wieder gekommen ist.

Wenn wir von Psychosomatik sprechen, meinen wir also die Tatsache, dass körperliche Beschwerden, die oft hartnäckig und gleichförmig sein können wie ständige Kopfschmerzen, Wirbelsäulensyndrome, Herzrasen usw. eigentlich auf seelischen Konflikten im Unbewussten beruhen. Die meisten Menschen können es nicht glauben und sich nicht vorstellen, dass das Unbewusste so tief und so kompliziert das ganze Wesen des Menschen auch körperlich verändern kann. Dass es so tief und weit in uns und unsere Umgebung hineinreicht, dass wir eben denken müssen, dass mate-

---

[36] Es gibt einen ganz geringen Prozentsatz von Spontanheilungen bei jeder - auch bösartigen - Tumorart, bei kindlichen Neuroblastomen ist dies sogar sehr häufig.

rielle oder andere befremdliche Ursachen dahinterstecken. Aber wir brauchen uns nur zu beobachten, ob wir gewissen Dingen aus dem Wege gehen und warum. Ob wir Konflikte vermeiden oder uns selbst belügen. Ob gewisse Symptome immer in ähnlichen Situationen oder Zeiten auftreten. Ob bestimmte Träume immer wiederkehren, weil etwas ausgedrückt sein will, was wir nicht wahrhaben wollen.

Herr M. hatte seinen Angaben zufolge ein Chronic Fatigue Syndrome (chron. Müdigkeitssyndrom), ein Name, der den meisten Menschen sofort ein Schmunzeln entlockt. Aber es ist eine ernste Sache. Herr M. ist ein großer, stattlicher Mann, aber er fühlt sich körperlich kraftlos, kann keine paar Kilometer weit wandern oder körperlich arbeiten. Er wohnte im Parterre, die Wände in seiner Wohnung waren an zwei Stellen etwas feucht, aber er winkt sofort ab: Nein, nein, das ist alles schon untersucht worden, auf Schimmel, auf Aldehyde, auf tausend Sachen. CFS (abgekürzt) – Kranke sind immer zuerst hinter allen möglichen Umweltfaktoren her, und manchmal findet man natürlich auch irgendetwas. Aber ist das genug Beweis? Blutchemische Untersuchungen zeigen nur selten Veränderungen im Immunsystem an. Psychologische Betrachter halten das Ganze daher für „psychisch", aber was heißt das? Eher müsste man sagen, der Patient leidet an einer Somatisierungsstörung, also die seelischen Konflikte sind ins Körperliche abgedrängt, haben sich total verkörperlicht. Aber auch das ist einseitig. Die Körperseele, der Seelenkörper hat sich verknotet. Auch nicht gut gesagt.

Denn all das hilft ihm nicht. M. ist intelligent, verbindlich, emotional „gut schwingungsfähig" wie das heute unsere Psychiater nennen. Er hat sogar einen Prozess gewonnnen, der ihn von Unterhaltszahlungen an seine Kinder befreit, weil Gerichtsgutachter sein CFS als ausgesprochen krankheitswertig eingestuft haben. Bei meinem Gespräch habe ich allerdings den Eindruck, dass er z u intelligent ist. Er ist überall (und vielleicht auch nirgends?) zu Hause, kennt sich in psychologischer Literatur aus, benutzt möglicherweise etwas häufig Begriffe aus dem „spirituell-esoterischen" Sprachgebrauch, hat sehr wechselnde Beziehungen und leidet gerade darunter sehr. Er hat Maschinenbau studiert, diesen Beruf nur zeitweise ausgeführt und ist jetzt Sozialhilfeempfänger. Psychoanalytische Therapie hätte gar keinen Sinn bei ihm. Für ihn benötigt man einen psychosomatischen Weg.

Das heißt, man muss ihm auch etwas auf der somatischen Seite anbieten, etwas Neues, denn dem steht er aufgeschlossen gegenüber. Ich kann ihm also meine Broschüre Nr. 1 geben und natürlich dann auch noch die zweite. Er muss sich seiner Müdigkeit in einem Verfahren stellen, das ihm direkt erlaubt, ja auffordert, bequem dazusitzen, zu warten, zu entspannen, sich auf ein einfaches Symbol zu konzentrieren. Er muss an die Stelle herankommen, wo die Kräfte, die Triebe blockiert liegen, sie aufgreifen und damit durch die Blockade-Stelle hindurchgehen. Aber er glaubt mir nicht. Ich bin nur wieder so ein Psychoarzt, der eine neue Masche probieren will. Die Widerstände sind also stark, keine Chance für die Menschenfischerei.

Doch ein paar Monate später ruft er mich an. Mein Besuch hätte doch etwas gebracht, er hätte die Entspannungsmethode probiert und wäre dabei fast eingeschlafen, hätte er nicht plötzlich den Gedanken gehabt oder gehört, der wie „körpervolg" klang. „Körperfolg"? Mit einmal sei ihm gekommen, dass hier sein Problem dahinterstecke: „Körper folg!", „Der Körper, Erfolg!" Ja, das ganze „Körpervolk" tauchte nunmehr vor ihm auf, all die Leute, die trainieren, die Sportler, die Jogger, die Radler. Das Unbewusste, der „linguistische Kristall" (den ich oben zitiert habe) hatte eine magische Formel ausgespuckt wie oben bei mir mit dem „Tönernen" oder das Orakel zu Delphi: mehrdeutig, aber für den, den es angeht und der sich ihm stellt, doch eine Chance. Er hätte angefangen sich mehr zu bewegen, jeden Tag etwas mehr, und dies sei geglückt. Er sei seine Krankheit zwar noch lange nicht los, aber ein Anfang sei gemacht, denn jetzt glaube er mir auch. Jetzt glaube er auch an die Methode. Jetzt fange er neu an. Das Unbewusste ist so aufgebaut: drei oder mehr Bedeutungen kreisen wie verknotet in einer Formel,

in einem Kristall, und wenn man ihren Zusammenhang erkennt, löst sich der Knoten auf.
Jetzt glaubt er an sich, an den Anderen in sich. Denn im Grunde genommen kann man niemandem etwas sagen, etwas verbal wirklich herüberbringen. In der Psychoanalyse gelingt dies nur, weil man den Betreffenden selbst reden lässt, Träume, Phantasien, Unsinn reden lässt. Wenn man nunmehr die Wahrheit aus diesem Redegestrüpp zieht, dann weil nicht nur das täuschende Ich, sondern der Andere an sich, der groß zu schreibende Andere, der Fremde, der „linguistische Kristall" gesprochen hat. Groß A hat gesprochen.[37] Banal umgangssprachlich kann man also niemandem etwas vermitteln, man muss in den linguistischen Kern des anderen eintauchen. Man kann nicht mehr so pauschal und schwülstig wie früher sagen, dass man ins Herz des anderen eindringen muss, in den Kern seiner Seele. Das ist heute zu wenig, zu unkritisch und zu simpel und naiv. Um in den Kern des anderen einzudringen müsste man ungeheuer einfühlsam und zudem schlagfertig, akribisch intuitiv und zugleich fast allwissend sein.

Heute muss sich derjenige, der helfen will, als *Übertragungsobjekt* anbieten, d. h. erst einmal den ganzen Schrott des anderen auf sich nehmen und dann eine Deutung daraus machen. Oder man bringt ihn soweit, dass der oder das Andere in ihm selbst eine Formel ausspuckt wie in dem obigen Beispiel oder wie ich es in der Geschichte von der Frau, für die „die Wurzel das Übel war", berichtet habe. Dieser Versprecher war für die Frau so eindeutig, dass sie ihn selbst sofort verstand (also auch außerhalb einer analytischen Sitzung). Auch Freud sprach hier oft von Schlüsselsätzen oder Schlüsselträumen, die einem sofort klar sind, und bei denen man den Analytiker nicht braucht.

Ein bisschen kann man dieses Selbstverstehen auch durch einen einfachen, direkten Bezug zur Umwelt erreichen. Es hat jetzt doch

---

[37] Groß A ist ein Begriff, den Lacan in seiner „psychologischen Algebra" benutzt als der unbewusste Ort der Sprache, der Signifikanten. A waren als große Andere früher einmal die Eltern, später Lehrer, Wissenschaftler und schließlich der A-nalytiker.

noch geschneit und ich stapfe zu meinen Besuchen durch hohen Schnee. Diese flockenflaumige Daunendecke lag besänftigend über Wegen und Vorgärten, über den Dächern, ja, über der ganzen Stadt samt ihren Bäumen und Menschen. Für mich deckt sie die lästigen Gedanken zu, unsagbar weich und beruhigend. Das meine ich mit einem Selbstverstehen der Umgebung. Auch die Dinge sprechen sich ja aus. Der, das Andere, sind innen und außen. Die Meteorologie betrifft das Außen, aber das Wetter ist in seiner Fühligkeit auch innen. Und die Geschichten, die an den Häuserwänden kleben, steigen auch in uns selber hoch. Ich weiß, dass dies nur belletristisches Fabulieren ist, aber gerade so ein klein bisschen Belletristik ist erlaubt. Denn dann, eingetreten ins Haus, in die Wohnung, ins Zimmer, in den kranken Körper, ist ohnehin nur noch ernsthafte Dramaturgie gefragt, Wissenschaft, Psychosomatik, Medizin. Da genügt dann die zärtliche Berührung des flockenweichen Himmels nicht mehr.

Da muss man dann – so wie bei meinem nächsten Besuch – alle Register ziehen. Eine ältere Frau, die in einem schönen alten und verwunschenen Haus lebt. Aber sie hat schwere Unterschenkelgeschwüre, ein Pestgeruch in der Wohnung, eine dicke von eitrigen Absonderungen geschwängerte Luft. „Sie sollten lüften", sage ich gleich zu Anfang, lasse mir jedoch nichts anmerken. Denn ich will ja die positive *Übertragung* nicht schon von vornherein zerstören. Den Eiter, die Exkremente, den pathologischen Schweiß hinzunehmen als sei es nichts Besonderes muss dem Kranken vermitteln, dass man ihn annimmt, dass man ihn positiv erfasst. Die vom Geschwürsekret durchweichten Binden zu lockern, die Fibrinauflagen zu entfernen, den Wundgrund zu spülen und zu säubern ist nicht die Tat eines Franz von Assisi, sondern die eines kalkulierenden Psychosomatikers, der der Patientin das Gefühl geben will, dass sie in erster Linie ein hochinteressanter Fall für die ärztliche Wissenschaft ist. Sie wird sich akzeptiert und gut aufgehoben fühlen. Gepflegt, gehegt, umworben.

Aber sie will alte Rechnungen begleichen. Sie will nämlich auch, dass der Arzt ihr Lakai ist. Mürrisch hält sie ihm die Beine vors

Gesicht. Sie dreht das Martialisch-Libidinöse um, denn für den Masochisten, der sie scheinbar als leidender Patient ist, ist der Sadist dessen Lakai. Der Masochist fädelt es hintenherum ein, dass er so betan, so begriffen und so bearbeitet wird, dass er Befriedigung aus den schmierigen, hässlichen und morbiden Handlungen ziehen kann. Auch das ist eine Verbindung von Eros und Thanatos. Deswegen kann ich zur Patientin anschließend nur sagen: „Sie verwahrlosen, Sie müssen sich eine bessere Pflege suchen." Sie bieten ein Bild des Grauens – so denke ich für mich weiter – eingehüllt in den Gestank einer beginnenden Verwesung. Ja doch, ein wenig vermittle ich ihr davon. Ein wenig versuche ich wieder die Oberhand zu gewinnen, die ich im Zustand des eiterabwaschenden Lakaien fast verloren habe.

Und ich erfahre auch noch, dass sie sich wirklich rächt, nämlich an ihrem Mann, der erst vor kurzem verstorben ist und sie auch noch in vielen anderen Punkten schmählich verlassen hat. Sie ist voll von Groll und Verbitterung. Ich mache ihr das ein bisschen deutlich, während ich ihr schöne neue und blendend weisse Binden um die Beine wickle. Immer schön die *Übertragung* sehen und in ihrer Auflösung verbleiben, bloß nicht zu stark negative *Gegenübertragungsreaktionen* verfallen. Nein, Benneton hat es schon gezeigt, dass auch die alten, runzligen und deformierten Körper noch Ästhetik haben. Und der Körper meiner Geschwürspatientin ist muskulös, stark gebaut, sehnig. Man muss auf diese, noch minimal erogenen Partien schauen, während man den Abgrund des verderbenden Fleisches zuwickelt. Das ist der Vorteil des Sadomasochismus, von dem ich weiter oben gesprochen habe: selbst im Grauen ist noch etwas erotisiert.

Die Chirurgen wissen davon zu erzählen, wenn ihnen das Menschenblut über die Hände läuft während sie so tun, als wühlten sie in einem durch die Narkose auf einen Kadaver reduzierten Körper herum. Hier komme ich manchmal an meine Grenzen. Ich glaube, dass zuviel operiert wird und zuviel Blut fließt, vor allem in der Orthopädie. Aber auch anderswo. Man muss nicht unbedingt Medizin studiert haben, ein Heilpraktiker, ein guter Krankengymnast, ein engagierter Allgemeinmediziner kann das auch, sage ich dann oft zum Entsetzen meiner Kollegen. Ich meine damit nicht das Operieren, sondern dass wir – wie ja schon erörtert – bereits in der Schule mehr über diese der Liebe unterstellte Wissenschaft lernen könnten und so viel Vorbeugung, Primärprävention betreiben könnten. Und später könnte man dies noch so weit vertiefen, dass jeder zumindest im Vorfeld komplexerer medizinischer Kenntnisse hilfreich wirken könnte. Jetzt, im Winter, komme ich oft zu den Halswehkranken, bei denen doch schon ein kurzer Blick in den offenen Mund genügt, um die kleinen weißen Stippchen seitlich oder am Rachenhintergrund zu erkennen. Sind es nur wenige, ist das Krankheitsbild nicht gravierend, kaum Fieber, kann man es mit Naturheilmitteln versuchen. Auch der Arzt macht nicht immer bei einem ganz geringen Befund einen Streptokokkentest. Ist es mehr, gibt auch der Arzt meist auch ohne Test gleich ein Antibiotikum, denn viele Bakterien können sich nach innen schlagen, auf die Herzklappen oder Nieren oder sonst wohin. So ein paar einfache Unterscheidungen kann doch jeder lernen, denke ich mir.

Und dann wieder eine kalte Winternacht mit ihren eisig glitzernden Sternen. Das Universum ist ein Spiegel unserer Seele. Selbst anerkannte Physiker sagen, dass die sogenannten „Schwarzen Löcher" eher eine sexuelle Metapher sind, als dass sie rein astrophysikalisch Bedeutung haben.[38] Sex und Tod spiegeln sie wieder, und diese Thematik, dieser Konflikt ereignet sich doch auch ständig in uns. Und so hilft im Sinne dieses Selbstverstehens wieder die Schönheit und Grandiosität der galaktischen Formationen, ja auch die Bilder der in Myriaden von Energieschauern sterbenden Sterne, weiter. Im Tod, meinte schon Hildegard von Bingen, fangen die Fixsterne an, sich wie rasend zu bewegen, um schließlich in neuer Form wieder feste Plätze zu bekommen. Eine starke, grandiose Art des Sterbens. Eine euphorische und eben fast erotische Art. Man kann sie dem Kranken gelegentlich einmal empfehlen.

---

[38] Greenstein,G., Der gefrorene Stern, DTV Sachbuch (1985) S. 337- 340

Wenn ich nach einer Nacht im Notdienst nur wenig schlafen konnte, weil ich am nächsten Tag in die eigene Praxis ging, hatte ich immer einen Vorgeschmack dieser Euphorie. Hat man die Müdigkeit überwunden, kommt eine belebende Leichtigkeit auf, in der man ein bisschen kritikloser ist, aber klar im Kopf und gehoben, befreit im Gemüt. Auch das eine kleine Form von Psychokatharsis. Trotzdem fühle ich mich nach nunmehr vielen Jahren, in denen ich auf diese Weise unterwegs war, an einer Grenze. Man kann aus diesen Situationen, die ja oft in den Nächten noch deutlicher, dramatischer, effektvoller sind als am Tage, nicht alles an Erkenntnis herausholen. Aber das möchte ich. Nicht nur an Erkenntnis, sondern auch an ihrer Vermittlung.

Ich will den Leser mitnehmen, mitziehen, in diese durch ein einsam erleuchtetes Fenster erkennbaren Wohnungen, nur eines in einem fünfstöckigen Haus, nur eines in einer mehrfach bewohnten Etage, ja selbst nur eines dann in der Wohnung selbst, wo ein Suchender sitzt oder liegt. Werden diese Darstellungen von Selbstverstehen, kathartischer Euphorie und Psychosomatik einer solchen Vermittlung helfen? Kann ich begreiflich machen, dass wir aufwachen müssen zu uns selbst hin, zu den Sternen, der „Stimme des Objekts" in uns selbst? Dass wir den Sex sublimieren müssen in ein „Sich-Sterben-lassen", in ein „L´amourire"? Zu einem Liebestod der anderen Art?

Dass Sex und Tod verbunden sind, ist ein uralter Spruch, aber so nur theoretisch formuliert. Wer nähere Bekanntschaft damit machen möchte, muss in sich selbst hinter die Kulissen schauen. Aber habe ich eine Chance mit meinen psychosomatischen Argumenten, „linguistischen Kristallen", gegen die realen Stoffe, die die moderne Pharmaindustrie, die Gentechnik, die Proteomanalyse hervorbringen?[39] Viele Eingriffe der invasiven Medizin haben den Charakter von etwas Groben, Perversen. Einen Subclaviakatheter

---

[39] Man kann nunmehr außer dem Genom auch das Proteom, also die Gesamtheit der Proteine einer Zelle, analysieren. Bald wird man dann kranke gegen gesunde Proteine austauschen können, was noch effektvoller sein könnte, als die Gene zu verändern.

(Punktion der Verbindunsgvene zu Kopf und Arm) zu legen, ist sicher nicht einfach, man trifft mit der relativ dicken Nadel nicht so leicht das Gefäß. Ich habe in der Klinik oft sehr unangenehme Quälereien gesehen. Nicht immer wirkt die örtliche oder zentrale Betäubung so gut wie beabsichtigt. Auf der Intensiv-Station der Uniklinik habe ich mehrmals einen Patienten besucht, der wach, aber völlig gelähmt war (Landrysche Paralyse). Die Pfleger hatten das Radio auf laute Unterhaltungsmusik gestellt. Ich fand das grauenhaft, der Mann konnte sich mit nichts wehren. Dabei wurde er perfekt und nicht lieblos gepflegt. Man streichelte ihm über die Wange und ließ ihn in seinem totalen inneren Gefängnis allein. Aber was wirken meine Worte gegen die Macht medizinischer Ersatzteile? Der Mann mit der Landryschen Paralyse ist dann nach längerer Zeit recht ungut gestorben.

Muss man nicht dem Kranken ins Ohr flüstern, während man die Infusion anlegt, ihm die vielen, unsinnigen Untersuchungen ersparen . . . ihn lieber nicht im Hörsaal vorstellen, wo er doch aus Angst gegenüber dem mächtigen Arzt die Zustimmung sich nicht zu verweigern traut . . . ihm nicht ein Testmittel spritzen, das starke Atemnot erzeugt, nur um sein Asthma zu prüfen . . . ihn nicht gleich operieren, bevor man nicht mehrere Meinungen eingeholt und intensiv überlegt hat . . . ihn nicht nur als eine auch noch so komplexe Materie sehen . . Das meinte ich mit sadomasochistisch: wie führen die Patienten in die komplexen Zusammenhänge von unnötiger Gewalt und abstruser Lust, anstatt zu sich selbst? Das Libidinös-Martialische ist eben ubiquitär und in den Medizinfabriken wird es manchmal unbewusst ausagiert.

Deswegen schätze ich diese Fabriken nicht immer. Lieber will ich wieder und wieder die Treppen hinaufgehen, die noch aus altem Holz sind und unter den Füßen stöhnen, zäh, wie verwittert, vernarbt: hilft das, es so zu sagen, um das Leiden, insoweit es auch in seiner mönchischen Natürlichkeit existiert, zu verstehen? Der Handlauf des Treppengeländers von Tausenden glatt gerieben, geschmeidig, wie abgekost als sei es die Figur eines Heiligen. Vermittle ich damit die Kraft des Ertragens, das Abgehärtetsein durch

Krankheit und Schmerz? Gewiss, die Leute haben früher viel mehr und auch Unsinniges aushalten müssen. Doch heute halten sie nichts mehr aus. Nur wenn sie gedrillt werden wie die chinesischen Olympioniken (früher waren es die Osteuropäerinnen) ertragen sie jede Qual. Dann schreien nämlich die durch TV erfassten Massen des Volkes und für die Gloriole dieses Wahns geht man bis zum Äußersten. Aber das Ächzen der Holzstufen und des gedrechselten Geländers, das die Hand umspielt, umzärtelt, die sich an ihm hochzieht - genau so eben wie jedes sich mühende, plagende Leben - vermittelt doch echt die Wahrheit des Leidens, so wie diese beiden (Leid und Wahrheit) früher auch aus der organischen Isoliertheit des Eremiten wirklich entstanden sind. Nicht künstlich erpresst, sondern langsam gewachsen, aber dadurch mit der Chance, damit umzugehen. Damit zu lindern, manchmal zu heilen. Vermittelt das etwas?

Ich will nicht von so etwas Blödem reden wie „Krankheit als Weg" oder „Leiden als Chance". Das ist Unsinn. Aber wir steuern immer unbewusst etwas zu unseren Erkrankungen bei. Wir atmen falsch, wir schlafen zuviel. Zwar sind die Grundsätze, nach denen Napoleon die Stunden des Schlafs verteilte, recht krass: vier für Männer, fünf für Frauen und sechs für Idioten, aber ein bisschen kann man sich daran schon orientieren. Für den Tiefschlaf genügen schon ein paar Stunden und mit dem Traumschlaf lösen wir unsere Probleme nicht. Nur wenn wir die Träume psychologisch deuten, können wir einen gewissen Gewinn daraus ziehen. Aber mindestens genau so gut ist der kontemplativ-meditative Zustand, in dem wenigstens eine minimale Wachheit genügt, um auch einen Erkenntnisgewinn zu haben. Ich habe schon betont, dass in einem derartigen Zustand im Gegensatz zur klassischen Psychoanalyse eine mehr körperbezogene Sublimation erreicht wird, die Entspannung (Psychokatharsis) und Analyse ermöglicht.

Wir schlafen also zuviel, wir atmen falsch, wir gehen auch falsch und wir sitzen nicht richtig. Sitzen, auch das muss man nämlich erst lernen! Ansitzen gegen und in sich selbst, so dass man in sich eingerastet ist, eingewindet, eingeschraubt, Sitz und Sitzender zugleich, gelehnt, gegradet, gerichtet. Sitzen, so dass Rücken, Becken und Hals zu Einem werden, zum Pfeiler im Strom, zum Erektiven als solchem, in dem sich die Sehnen durchflechten, die Gefühle in den Gelenken ihren Halt finden und der Körper, die Seele, in Kontemplation versinken, monolithisch weich. . . . Utopisch so etwas zu sagen in einer Zeit der Zehn-Etagenbüros, der claustrophobischen Sitzplätze in der Metro oder der in den Fußballarenen. Aber ein wenig Utopie ist nicht falsch.

Und gehen? Ich habe es schon bei den Menschen der sogenannten dritten Welt erwähnt, dass man geht, nicht indem man einen Fuß vor den anderen setzt, indem die Bein- und Fußmuskeln ein Schema abwickeln, indem man marschiert, stampft, trampelt, trippelt, steigt oder tritt. Nein, gehen bedeutet, dass die Zehen den Boden umgreifen, umspielen, liebevoll, als sei es eine Huldigung an die Smektite des Lehms und den Abrieb der Steine. Wo der Fuß die Krümmungen des Bodens umschmeichelt und liebt, den knorrigen Waldboden, quarzigen Fels. Wo die Sohle die kleinen Unebenheiten und Narben im Weg umschmiegt und umrandet. Wandernd den Untergrund ertastend, knetend, massierend. Ja, ihn lesend (wenn ich hier nicht wieder zu weit gehe, nostalgisch ausufernd).

Ich weiß ja, das alles ist in der heutigen schnelllebigen Zeit nicht mehr rückgängig zu machen, aber ein bisschen könnte man davon noch wieder herholen. Man kann die Dinge anders angreifen oder überhaupt nur die Dinge greifen, die sich richtig anfühlen, die etwas von ihrer Substanz, von dem Element, aus dem sie gemacht sind, vermitteln. Ein bisschen wenigstens, wenn ich hier auch zu poetisch romantisiere. Aber es sind diese tausend Kleinigkeiten, mit denen wir unbewusst unsere Krankheiten verstärken, wenn wir sie nicht verwenden. In jedem Moment nehmen wir etwas wahr, das wir eigentlich nicht w a h r - nehmen, sondern nur perzipieren, verschieben, verdrängen oder aufsaugen.

Und wir erfassen auch uns Menschen nicht, fassen uns nicht an, viel zu wenig. Ich habe es da selbstverständlich leicht. Ich drehe die Kranken etwas auf die linke Seite, um das Herz abzuhören, das unter dem Busen klopft, taste den Hals ab, den Rücken, schiebe mein Stethoskop unter die Kleider, unter die Brust, halte die Hände. Das Pochen des Pulses, die Züge der Atmung, die Konsistenz des Gewebes, die Spannung der Muskeln, die Haltung, die Aura, alles dies sagt, wer der Kranke ist. Früher haben die Ärzte noch das Herz perkutiert, also durch Abklopfen die Größe des Herzens bestimmt. Das machen wir heute freilich nicht mehr, dafür gibt es EKG und Röntgen oder CT. Doch sie alle ersetzen meine Hände nicht, die auf den Körpern ruhen und wie ein Couturier den versteckten Formen des Inneren nachspüren können. Hand auf Hand, Haut auf Haut, Körper auf Körper. Ein Austausch von Wärme, ein Aufnehmen der Regungen der inneren Organe, ein „Felt Sense".[40] Jeder kann so etwas von dem hippokratischen, dem heilkundlicherogenen Greifen und Spüren erfahren, um in der Welt der unmittelbaren Kontakte, der direkten Vermittlungen ein wenig zu Hause zu sein. Be-Greifen, darum geht es doch!

Manchmal mache ich auch - nachdem ich den Busen zum Auskultieren etwas beiseite geschoben und somit „begriffen" habe – eine kleine Bemerkung zur Schönheit der Brust. Aber nur zu den „reifen" Frauen, von denen ich annehmen kann, dass sie es als positiv (positive *Gegenübertragung*) verstehen. Denn was vor etlichen Jahren in einer medizinischen Fachzeitschrift stand, überschreitet weit diese Grenze des „Begreifens". Dort stand, dass der Gynäkologe auch schon mal eine entsprechend anerkennend positive Bemerkung über die Formvollendung des äußeren Genitales der Frauen machen sollte! Ich fürchte, dass die meisten Frauen darüber sehr erschrocken wären. Die Wölbung und Erhebung, die Kräuselung und Auffaltung der Schamlippen so zu preisen während man sie „begreift", kann sehr schief gehen. Eros und Thanatos (hier in Form einer bedrohlichen Annäherung) sind eben sehr eng verzwickt!

---

[40] Dieser Ausdruck, der so etwas wie „gefühlter Sinn" bedeutet kommt aus der Psychoanalyse und betrifft den Vorgang der *Gegenübertragung* des Analytikers. Also etwas, wo die analytische Beziehung, die Übertragung des Patienten, durch sich wiederholende und fast körperliche Erfahrungen auch beim Analytiker gespiegelt und so in die analytische Arbeit miteingebracht werden kann.

„Der Tod ist nur eine Veränderung der Form," sagen mir zwei Patientinnen, die mich in ein betreutes Wohnheim gerufen haben. Die beiden haben daher keine Angst vor dem Tod. Der Herzklappenfehler, den ich bei der einen feststelle, erschüttert sie überhaupt nicht. Sie will auch nichts daran ändern, denn man wird ja weiterleben in anderer Gestalt. „Aber man soll das Rad der Geburten und Tode doch in diesem einen Leben verlassen, heißt es generell in all den alten Schriften der Gnosis oder der Veden," erläutere ich diese Anschauung. Sie nickt nur und steuert ein „ja, aber" bei. Die andere Patientin leidet unter leichteren epileptischen Anfällen, die sie „ihre Eingebungen" nennt. Menschen mit Temporallappenepilepsie haben oft wunderbare „Visionen" z. B. herrlichster Landschaften, aber sie können diese nicht selbst erzeugen, noch wenn sie da sind, sich von ihnen lösen. Trotzdem, was nutzt es vor allem in heutiger Zeit, wo wir im Flugzeug die herrlichsten Landschaften auch so, real, erreichen können? Na ja, fliegen kann sie eben nicht mehr, sagt die Patientin auf meine diesbezügliche Bemerkung. Dennoch ist die Frau zu bedauern, denn sie ist allein nicht lebensfähig. Sie braucht wie die andere Betreuung, ihre „Visionen" machen sie zu schwach und von dem wahren Streben versteht sie vielleicht doch nicht alles.

Obwohl uns solche Erfahrungen wie die dieser auch Unzinatus-Anfälle genannten Erkrankung zeigen, dass das Gehirn noch viele Möglichkeiten für uns bereit hat, ist es eben irgendwie auch krank, wenn man damit nicht gut umgehen kann. Was die „Visionen" angeht, ist es heutzutage also vielleicht besser, ein reales Äquivalent zu finden und zu genießen. Doch was die Beziehung zum eigenen Organismus angeht, können solche Zugänge über das Gehirn – wie ich schon bei dem neurologischen Fall des Herrn K. zeigte - hilfreich sein. Man kann die psychosomatischen Blockierungen aufspüren und ihre Entstehungszusammenhänge erkennen und lösen. Dazu muss man das Bewusstsein im Wachzustand auf eine einfachste Formel (Formulierung) reduzieren können. Nur durch so einen kompakten und ganz simplen Zugang ist es möglich, Unbewusstes und Bewusstes sozusagen nebeneinander bestehen zu lassen. Das ganze muss wissenschaftlich klar begründet sein, denn auf diesem Sektor gibt es eine Unmenge an Scharlatanerie.

Das Wort „Ruhe" ist nicht so eine Formel. Die junge Frau, die mir kaum die Türe aufmachen kann, erklärt mir sofort, dass sie eine Unmenge an „Ruhe" brauche. Sie könne nur einen Besuch (Behörde oder Arzt) am Tag machen. Schon ihre Augen sind halb geschlossen und ihr Händedruck wie der eines Kindes. „Ruhe" haucht sie, fast beschwörend. Ich denke an Myasthenie, eine eigenartige Muskelschwäche, die sich bevorzugt an den Augenlidern manifestiert, aber die Patientin ist diesbezüglich schon ergebnislos untersucht worden. Sie hat sich die Ruhe eingeredet, sie hat sie zur absoluten Devise gemacht. Immerhin kann sie so überleben. Ich bin in der Verlegenheit, ob ich ihr einen dieser neuen Wachmacher verschreibe, den die heutige Pharmazie hervorgebracht hat, erschrecke aber dabei vor all dem Manipulierbaren, Herstellbaren und Machbaren zurück. Wir sind keine Konsumgesellschaft, sondern eine Verschwendungsgesellschaft, eine Geräte-, Maschinen- und Elektronikverschleißgesellschaft. Wir haben Hunderte von Gegenständen und Apparaten, ohne die wir uns das Leben überhaupt nicht mehr denken können. Vom Lichtschalter und Wasserhahn angefangen, reicht diese Verwendungs- und Verschwendungssucht bis zur technischen Ganzkörperverschaltung auf den Intensivstationen.

Ich beneide die modernen Medizintechniker nicht. Ich habe noch Befriedigung ziehen können aus einigen kleineren invasiven Eingriffen bei manchen meiner Besuche, etwa einen Rippenfellerguß zu punktieren oder die Bauchhöhle vom Aszites (Bauchwasser) zu befreien, Abszesse oder ein Karbunkel aufzuschneiden oder gar eine Perianalthrombose (thrombosierte Hämorrhoide) zu inzidieren. Da schreiben doch diese sexistischen provokativen Gören heutzutage von der Erotik der hämmorrhoidenbesetzten Afterzone,[41] aber wenn sie etwas thrombosiert ist, diese Zone, kann es einem schon vergehen. Diese derb-deftig argumentierenden Mädels haben sich

---
[41] Roche, C., Feuchtgebiete (2008)

ihren Jargon von den männlichen Prolos moderner Großstadtvororte abgeschaut, leider ist sonst nichts dahinter. Eine örtliche Betäubung machen, ein kleiner Schnitt mit dem Skalpell, Salbenverband und der Patient dankt es einem mit dem Ausdruck deutlicher Erleichterung. Da liegt doch die wahre Befriedigung, wenn es jetzt auch keine Ruhmestat ist wie eine Transplantation. Aber ich habe diese Bestätigungen so schlichter helfender Eingriffe beim Hausbesuch noch erleben können, heute macht dies der Hausarzt gar nicht mehr. Auch ich mache es jetzt nicht mehr, wie ich es schon bei den Berichten über die frühere Landarztromantik erwähnt habe. Die Zeit ist vorbei.

Nein, es genügt, dass ich von der Bestätigung und dem Dank durch eine derartige kleine Chirurgie noch etwas schreiben kann, und wenn man auch sonst noch als Arzt nur einfach gut war, braucht man die Herzchirurgen und Endoprothetikmediziner nicht zu beneiden. Ich hatte einen Mann mit Bauchwassersucht mehrmals punktiert. Er wohnte in einem uralten Haus mitten in einer der malerischsten Gassen im Zentrum und war jedes Mal überglücklich, wenn wieder fünf oder sieben Liter durch die Punktionsnadel in einen neben dem Bett aufgestellten Eimer flossen. Die hohen Wände seiner Wohnung waren noch wie vor hundert Jahren mit Stuckaturen verziert. Schwere, dicke Möbel mit aufwendig gestalteten Spitzendeckchen und Brokatvorhängen. Erst macht man nach Desinfektion eine kleine Lokalanästhesie an der Bauchdecke, dann führt man einfach eine dicke Nadel in die Bauchhöhle ein. Alles wirkte irgendwie so, als wäre man um hundert Jahre zurückversetzt. Aber jetzt muss ich das alles nicht mehr machen. Mir genügt die Erinnerung an die Pragmatik, ich will mit meinen Geschichten lieber etwas Übergeordnetes sagen.

Ich will sagen, dass die Ärzte heute oft distanzierter, kälter geworden sind. Sie pflanzen perfekt eine Draconröhrenprothese in die Hauptschlagader ein, aber dann besuchen sie den Patienten gar nicht mehr, wollen ihn auch gar nie mehr wieder sehen! Der klinische Alltag gibt die Zeit dafür nicht mehr her, die medizinischen Abläufe sind vom Logistiker routiniert ausgetüftelt. Man ist eine

Nummer, man weiß nicht, was wirklich an einem vorgeht. Auch zu langen Erklärungen fehlt die Zeit. Der Patient wird irgendwann wiederbestellt, nicht um seiner selbst willen, sondern wegen der Statistik. Man sollte den Hausärzten die Bürokratie wegnehmen und sie stattdessen auf die Klinikstationen schicken, wo sie ihre eigenen Patienten als psychosomatische Begleitärzte betreuen könnten. Sie können mit den Spezialisten in Kontakt stehen und dem Patienten jeden Schritt übersetzen und interpretieren. Ich sage nicht, dass wir mehr Menschlichkeit brauchen, das ist zu abgedroschen. Aber wir brauchen heute eine Wissenschaft v o m Subjekt. Subjektmedizin, Subjekttechnik.

Objektive Wissenschaft ist gut, aber noch wichtiger ist die v o m Subjekt (nicht des Subjekts oder eine subjektive Wissenschaft, sondern eine d a v o n). Das menschliche Subjekt muss im Mittelpunkt stehen, der je eigene Kranke, nicht nur der Körper. Der Fühl-, Denk-, und Empfindungsmensch, nicht nur der Molekül-, DNA- und Zellmembraniker. Gerade in den Außenseiterbezirken des Menschseins wird dies oft am deutlichsten. Erst jetzt wieder war ich bei einer jungen Frau, die in so einem Randmilieu unserer Gesellschaft lebte. Schon ihre Wohnung war ziemlich unaufgeräumt, ein fahlrot an den Wänden wie von veralternder Erotik kündend, verraucht, verwohnt und verwuschelt. Die blasse Frau aber wirkte irgendwie gelassen, apathisch weich, von der Aura einer sanften Erschöpfung umgeben. Ich hatte gleich den Gedanken, dass sie eine Prostituierte ist, denn ich hatte viele gesehen, als ich in der Psychiatrie gearbeitet habe.[42] Wir gingen damals immer in die Dermatologie hinüber, wo diese etwas zerstört wirkenden und gleichzeitig genauso von einer Art tiefer Gleichmut erfassten Mädchen ihre Geschlechtskrankheiten behandeln lassen mussten. Da immer wieder mal eine von ihnen Suizidabsichten äußerte, mussten wir sie befragen und begutachten. Und es war immer das gleiche: sie stammten aus stockkonservativen Familien, ihre Angehörigen

---

[42] Ergänzend muss ich sagen, dass ich auch als Taxifahrer in meiner Studentenzeit oft die seltsamsten Männer an die bekannten Standplätze der Prostituierten fahren musste, die kuriosesten Erlebnisse und Gespräche dabei hatte und so schon mit der grundlegenden Szenerie etwas vertraut war.

wussten nichts von ihrer Tätigkeit und innerlich sehnten sie sich nach einem ganz biederen, fast möchte man sagen spießbürgerlichen Familienleben mit Mann und Kindern, Verwandten und Nachbarn, Katze und Hund. Wie gerade oben geäußert glaube ich keiner dieser sexistischen Autorinnen mehr, wie etwa S. Rossi, die zwar ebenfalls ihre Identität ihrer Familie in Italien total geheim halten will, in Deutschland aber kürzlich ein Buch über ihr Leben als Hure veröffentlicht hat, in dem sie alles als recht zotig und easy going beschreibt. Das Geld leicht verdient, der Nuttenberuf ein Spaß. Natürlich will sie studieren und irgendwann mal darüber hinaus, aber kann man diese kommerzielle Art sexueller Nötigungen später einfach so wegstecken?

Die junge Frau, die ich gerade besuchte, verfügte also auch über diese in ihr sich zum Kreis schließende Libido, diese gelassene Weichheit, als könnte sie jede Verletzung, jede Knechtung und Schändung um dieser armen, vom Sex getriebenen und dazu verteufelten Männer ertragen. Aber eines erschreckte mich heftig – und auch das erinnerte mich an früher – ihre Haut war übersät von kleinen, schlecht heilenden Wunden, nicht gerade hygienisch, wie nie gepflegt und so, wie man es oft bei Alkoholikern durch deren Immunschwäche bedingt findet. Mag ja sein, dass es auch Alkohol und Drogen waren, die hier mitspielten. Aber vielleicht war es eben auch ein Zeichen der Abwehr, ein Gegen-Signal zu der ja von Berufs wegen einzufordernden Zuwendung, ein Bild des Affronts, des Hautwiderstandes gegen die rüden Freier. Auch sie stammte aus einer urkatholischen Familie und keiner durfte etwas wissen. Auch sie wollte diesen Job nur solange machen, bis sie genug Geld haben würde, sich ein gutes Leben anderer Art aufzubauen. Auch sie war eingespannt zwischen Sex und Tod.

Denn die Verstörung musste doch tief sitzen. Wie konnte ein Mann oder auch der eigene Freund und Zuhälter, von dem sie mir erzählte, diesen verstörenden Makel ihrer zerschundenen Haut übersehen? Wie konnte man nicht bemerken, dass die Frau schon fast am Ende war, nachdem in ihrer Geschichte auch noch das übliche Klischee von Schlägen und Fußtritten bedient wurde, der übliche Sadomasochismus, die Milieuschlammschlacht, das völlig vereiterte Ambiente? Ich schrieb der Frau Medikamente für die Haut auf und für die Venenentzündung, wegen der sie mich eigentlich gerufen hatte. Ich machte ihr um das betroffene Bein einen Salbenverband, den sie wahrscheinlich mit den zerschlissenen Leintüchern, den morbiden Textilien und der ungereinigten Wäsche bedecken würde, wenn ich dann das Zimmer verlassen haben würde. Und der nach zwei Tagen herunterfallen würde, zu all dem Krimskrams am Boden und die Wunden wieder sichtbar werden lassen würde, sichtbar für die, die sie nicht sehen. Nicht sehen können und wollen.

Der sexuelle Diskurs, sagt Lacan, ist ein Scheindiskurs. Im Sex sagt man sich etwas, aber es bedeutet eigentlich fast nichts. „Die Sexualität", sagt er, „macht ein Loch in der Wahrheit". Den wirklichen erotischen Austausch zwischen einer wirklichen Frau und einem ebensolchen Mann kann es eigentlich gar nicht geben. Entweder die Frau versinkt in irgendeinem Weiblichkeitsbild von Mädchensein, Taffheit, femme fatale, Madame elaboree, Mutter, Schickse, Hausfrau oder sonst irgendeiner dieser Millionen von angeblich weiblichen Identitäten, oder der Mann lässt sich hinreißen von seiner angeblichen Urkraft, Potenz, Mannbarkeitsfanatik. Wo soll da ein Gespräch zustande kommen? Wie soll da Intimität auftauchen? Das Wesentliche, das man erreichen kann, hat der Paartherapeut und Sexologe (ich bin mir nicht sicher, ob es so einen Beruf wirklich gibt) D. Schnarch in seinem Buch[43] recht gut beschrieben: Sex hat außer seiner generativen Funktion nur Sinn bei Ehepaaren, die sich sehr, sehr lange und sehr, sehr gut kennen. In der Jugend ist man ein Greenhorn, meint er. Da wird alles nur narzisstisch aufgebauscht oder geltungssüchtig überzogen.

Dass der sexuelle Diskurs ein Scheindiskurs ist, hat damit zu tun, dass es eigentlich nur ein Geschlecht gibt, eine Libido, wie Freud sagte und die er männlich nannte, obwohl das chauvinistisch war.

---

[43] Schnarch, D., Passionate Marriage, Sex, Love and Intimacy in Emotional Comitted Relationships (1998)

Man könnte diese Libido auch aktiv, brisant, primärwülstig oder karminrot nennen, egal, wichtig ist nur, dass es eben nur eine gibt. Nennt man sie männlich, dann heißt dies nicht, dass Frauen sie sich nicht ebenso aneignen können, während die Männer sozusagen schon von Anfang an damit zu tun haben. Natürlich erhebt sich dann die Frage, was das Primär-Weibliche wäre. Das wissen die Psychoanalytiker allerdings bis heute noch nicht. Und die Sexmädels, die heute so derb-deftige Zoten über den Sex schreiben, schon gar nicht. Sie imitieren wie gesagt nur den Jargon der spätpubertierenden Jungs aus dem Downtown heruntergekommener Metropolen und tun so, als wäre das ihre Sprache. Fetzig, fickrig.

Ich glaube nicht, dass es hilft, wenn man die Prostituierten aufwerten und ihr Gewerbe in hygienische, büroähnliche Räume verlegen würde. Linoleumlaminatböden, die leicht zu desinfizieren sind, helle Fenster, feiner Fünf-Sterne-Service. Alles säuberlich geregelt. Nein, das Dämmerlicht des etwas Verbotenen, das Fluidum eines genusssuggerierenden Zaubers, Lustgewinns, Whirlpoolwellness, muss seine zentrale Rolle behalten können. Aber gesund sollten sie sein dürfen. Als ich letzlich bei einem Künstler war, dessen Augen vom grellen Licht seines Ateliers schmerzten, erwartete ich auch, dass Hunderte von Farbtöpfen und Leinwänden herumstehen. Halbbemalte und fertige Bilder überall herum gestapelt. Pittoresker Staub, Farb-, Pinsel-, Leim- und Terpentingeruch mischten sich mit den kolorierten Lichtreflexen. Auch hier der Odeur des leicht Heruntergekommenen.

Es hatte nur noch eines dieser etwas molligen, angedeutet morbiden Aktmodelle gefehlt, um alles in seiner farbgetünchten Erotik perfekt zu machen. Doch auch dieser Künstler war schon angeregt von dieser neue Welle aus dem Sex derbe Abenteuergeschichten, deftige, schrille Bumsstorys zu verfertigen, und so waren seine Bilder ziemlich albern pornographisch. Aber vielleicht rührten diese Bilder an meine eigene innerste Sexualaggressivität (psychoanalytisch ausgedrückt: an die destruktiv-aggressive Bedrohung der eigentlich eher lustvollen Besetzung des analytischen Prozesses im

Arzt bzw. Analytiker selbst)[44], weil es sich fast nur um Frauen drehte, die so dargestellt sind (oder sich selbst so darstellen), als wären sie exakt so geartet wie die in den Slumbordells von Mumbai und als interessierten sie sich für nichts anderes als sexuelle Krachgeräusche und den lasziven Niedergang des persönlichen Liebeslebens.

Mehrmals besuchte ich eine alte Frau im Pflegeheim, und hier hatte ich eine bemerkenswertere erotische Erfahrung, von der man eher etwas schreiben kann. Zudem war es speziell auch eine Erotik nahe am Tod, während die oben erwähnten Sexgeschichten nichts von dieser Spannung an sich haben. Die Frau litt an einem multiplen Myelom, ein Plasmazellkrebs in den Knochen. Als ich das letzte Mal kam, lag sie abgedeckt, nackt im Bett, die Haut dunkelbraun. Die Hautfarbe kommt von einer Mitzerstörung der Nebenniere, und abgedeckt war sie, weil die Tumoren die Hitze stimulierten. Sie war abgemagert bis auf das Skelett, aber verstandesmäßig voll da und frisch, geistreich. Ich stand an ihrem Bett, wechselte ein paar Worte, als sie plötzlich zu mir sagte: „Drücken Sie mich einmal." Noch einmal im Leben wollte sie in den Arm genommen und gedrückt werden! Noch einmal eine Geste der Liebe. Ich war einen Moment überrascht, erinnerte mich an den jungen Mann, als der ich oft gehofft hatte, dass eine Frau mich um eine intime Umarmung bittet. Aber hier, die Todkranke, der jedem Moment die Knochen brechen konnten, wenn man sie zu heftig anfasste? Und wenn die Krankenschwester gerade in diesem Augenblick hereinkäme?

Ich umgriff vorsichtig den Rücken der alten Frau, beugte mich, hob sie zu mir und umfasste sie eine Zeit lang, an mich gedrückt, behutsam, etwas aufgeregt, in einer leichten Art von gefühlsmäßiger Wallung und Verwirrung. Als ich sie wieder hingelegt hatte sahen wir uns in die Augen: Tod, Leben, Erotik – alles ist da und wir sind alle darin verbunden. Wir, die wir gerade wie Kriminelle

---

[44] Kreuzer - Haustein, U., Feindselige Gegenübertragung und die Aggressionskonzepte des Analytikers, in Psyche Nr. 6 (2008) S. 548

uns schnell angenähert haben, eine gemeinsame Tat begangen, einen gemeinsamen Akt geschehen ließen. Wir, verborgen vor aller Welt, versteckt – denn schon kurz danach kam die Pflegeschwester herein und muss noch so ganz gering unsere Verschworenheit, unsere erotische Komplizenschaft bemerkt haben. Mit großen Augen kam sie auf uns zu, aber es war nichts verändert. Wir besprachen ein paar Äußerlichkeiten. Ich verabschiedete mich mit dem stärksten empathischen Lächeln, das ich je hatte.

Drei Tage später war die Patientin tot, wie ich erfuhr. Es war also wirklich ein letzter Liebes-Akt gewesen, eine letzte inbrünstige Begegnung, und diese war doch alle Mal besser, als das, was die Kirche ihr geboten hätte: eine sogenannte letzte Ölung, ein kaltes Ritual mit den heruntergeleierten Formeln aus dem Katechismus. Oder auch einfach nur das Herumstehen von ein paar deprimierten Leuten. Vielleicht hatte die Frau eine Umarmung jahrzehntelang vermisst, kein Mann oder sonst jemand hatte sie in den langen Jahren auch nur einmal – so sorgsam einfältig, so emotional betört – in den Arm genommen. Bei dieser Frau hatte sich eine simple Strebung zu einem unwiderstehlichen Wunsch aufgestaut, und so war es doch gut, dass sie den Mut hatte, mich zu fragen. Ich habe im Notdienst schon einmal einen Küchenherd repariert, ein Bett umgebaut, aber dass ich durch eine schlichte erotische Handlung noch therapeutisch erfolgreich wirken konnte, ist mir nur hier passiert. Hier hatte sich tatsächlich das Sinnlich-Erotische in einer realen Abstraktion ereignet.

Denn obwohl die Körper beteiligt waren, hat es sich nicht um den körperlich-sinnlichen Eros gehandelt. Vielmehr war es eben einer, der im Angesicht des Todes geschehen ist, ganz nahe an seinem kruden Erscheinen, seinem rüden Zugriff. Der Akt geschah im transzendenten Akkord, im metaphysischen Zustand. Das ist selbst etwas anderes als der musikalische Akkord, der – wie Kierkegaard sagte – die einzige Möglichkeit sinnlich-erotischer Genialität ist. Hier ist Eros Liebe und nicht Sex. Hier war ich für einen Moment Asklepios selbst, war nicht Mediziner, auch nicht Psychoanalytiker, sondern *analytischer Psychokathartiker*, das, was ich doch am liebsten immer sein würde, wäre es möglich bei jedem Kranken auf seine jeweils eigene Art diese erotische Abstraktion sich ereignen zu lassen.

In den herkömmlichen Psychoanalysen ist man oft in der Bredouille, der im menschlichen Zwischenraum, im *Übertragungs-Gegenübertragungsraum* entstehenden Erotik einen Ausdruck, einen Namen, eine Gestalt zu geben. Denn da kann man nicht einfach handgreiflich werden, das hätte gravierend negative Folgen. Aber derartige Erlebnisse im Notdienst geben mir manchmal den Stoff, das psychische Material, das solche Hochspannungen in den analytischen Sitzungen zu überbrücken erlaubt. Viele Autoren plädieren heute für mehr Liebe im analytischen Vorgehen. Aber was heißt hier Liebe? Es muss doch soviel Liebe sein, dass sie spürbar wird, erfahrbar und damit ausdrückbar, symbolisierbar. Aber wie? Ich habe an anderer Stelle darüber geschrieben, dass man hier im Gegensatz zum klassischen Setting den Blick, der sonst hier ja streng vermieden wird, dezent, distinkt einsetzen könnte. Im – wie ich schon sagte – „inständigen" Blick. Das ist kein Blick, in dem man sich ineinander verheddert. Das ist genau so ein Blick, wie bei der gerade erzählten Geschichte, wo das Sterben, die Verneinung, ganz nah ist, indem das Erotische sich ihm so verwandt, vertraut und zu- und vergänglich zeigt. Ähnlich wie bei dem Maler Baldung Grien, bei dem vollbusige junge Frauen von einem morschen Gerippe umarmt und gekost werden (allerdings wirken seine Bilder heute anachronistisch).

Die Alten- und Pflegeheime sind ein Fundus ärztlich-psychologischer Geschichten, die es ermöglichen könnten, neue Wege für eine Psychosomatik zu festigen. Heutige Pflegeheime sind technisch und personell-fachlich sicher viel besser ausgerüstet als früher und es ist keineswegs so, dass dort nur routinemäßig und ohne Liebe gearbeitet würde. Sicher war die emotionale Betreuung früher (etwa Ende der sechziger Jahre, wo ich anfing, dort Einblick zu haben) besser. Die Schwestern hatten viel mehr Zeit für Gespräche, die die wichtigste Art der liebevollen Betreuung sind. Aber man muss zugeben, dass auch damals nicht immer große Tiefe der Zuwendung und Gefühlsbezogenheit erreicht wurde. Man hat sich darüber gar nicht so viele Gedanken gemacht. Heute macht man sich vielleicht mehr Gedanken über die Qualität der Pflege, was auch die Emotionalität einschließt. Aber man kann sie gar nicht mehr erreichen, weil eben die Zeit und die Atmosphäre fehlt. Sie wird für Bürokratie (jeder Handgriff muss dokumentiert werden) und technische Regularien verbraucht. Längere und tiefere Gespräche sind nicht mehr drin.

Jedes Mal, wenn ich durch die Gänge eines Pflegeheimes gehe, hält mich ein Insasse auf: „Gehen Sie mir die Zeitung holen?" „Sind Sie der Heimleiter?" „Kommen Sie zu mir?"
„Nein," sage ich, „ich komme nur zu dem, der mich gerufen hat."
„Aber wer kommt dann"!
Oder ich sage: „Ich bin nicht der Heimleiter, sondern der Notarzt!"
„Ja, den brauch ich ja", ist die Entgegnung. Die Leute suchen den Kontakt, die Kommunikation. Sie wollen, dass man sich mit ihnen bespricht – nicht nur unterhält. Dass man sich mit ihnen intensiv beschäftigt, mit einem Gespräch segnet, ihnen die kraftvolle Hostie einer verbalen Zuwendung gibt. Ich benutze extra diese theologischen Bezeichnungen, weil sie die Priester nicht mehr verstehen.
„Das Brot der Wahrheit mit Seinesgleichen brechen, heißt die Lüge austeilen," sagte Lacan. Seinesgleichen: das sind die, die eine Konfession verwalten, sich unter der Ägide einer Ideologie versammeln oder sich untereinander in der Meinung einer politischen Partei stärken. So brechen sie täglich das Brot der Wahrheit nur mit ihresgleichen, und deswegen k ö n n e n sie gar nichts anderes austeilen als die Lüge. Und die nützt den alten, selbst schon halb dementen Leuten nicht.

Da lobe ich mir doch meine „Tierschutzheimpatientin", die sich selbst vor einer vorzeitigen Heimaufnahme bewahrt und von ihren Behinderungen geheilt hat, indem sie die wilden Katzen und Hunde zähmte, die verstörten Pferde und Meerschweinchen therapierte und was es sonst noch an Tieren im Tierasyl gibt, ehrenamtlich betreute. Sie setzt sich erst still vor den Käfig und wartet – erzählte sie, bis die Katze oder der Hund (Tiere, die ausgesetzt waren oder schlechte Erfahrungen hinter sich haben) sich an ihre Gegenwart, ihren Geruch und Anblick gewöhnt hat. Ganz selten macht sie sich die Tiere durch ein Schmankerl etwas gefügig, denn die schwerwiegend kranken reagieren darauf gar nicht. Dann versucht sie den Käfig zu öffnen, eine Hand hinein zu halten, dem Tier näher zu kommen. Von der Seite, nicht von vorne, sagt sie. Irgendwann kommt es zur Berührung, zum Streicheln und zum „Sprechen". Denn die ganze Zeit, schon von Anfang an, hat sie zum Tier gesprochen, monoton, melodisch, sonor beschwörend. Schließlich ergeben sich innige, komplexe Beziehungen zwischen Mensch und Tier, das – wie die Patientin sagte – sich nicht durch ein Verhalten auszeichnet, sondern durch eine Psychologie. Durch diese Arbeit hat sie sich auch von ihren eigenen Problemen befreit. Wir Ärzte können da nur zusehen, vielleicht so etwas einmal anstoßen. Denn so sind wir bessere Therapeuten, als wenn wir alles selbst tun oder gar beraten! Beraten ist ein schreckliches Wort.

„Jeder Luftzug, jede kleinste Unterkühlung macht mich krank" sagte dagegen hilflos eine circa fünfzig-jährige Frau zu mir. Sie war völlig erledigt, denn sie konnte nicht mehr aus dem Haus gehen, zog sich fünf Unterröcke an und Jacken und Mäntel darüber. Stets kehrte sie mit einer Blasen-, Adnex- oder Nebenhöhlenentzündung zurück. Es war ganz klar, dass sie das alles nur somatisierte. Aber wie ihr das begreiflich machen? Immer sollen nur die Umwelt und die anderen schuld sein! Natürlich gibt es das oft, dass der Schimmelpilz in den Wänden, das Formaldehyd in der Dachverkleidung oder der Föhn hinter den Alpen schuld an den physisch empfundenen Beschwerden sind. Aber mindestens genau so viel verursacht die Tatsache, dass man sich nicht mit der „inneren Umwelt" beschäftigt. Was hat der Schwindel mancher Gedanken im Kopf mit dem Druck im Unterleib zu tun, was die überschwenglichen Gefühle am Herzen mit der Vergesslichkeit im Gehirn? Der Schmerz in der Seele mit den Wünschen im Bauch? Kann man das nicht einmal etwas länger beobachten?

„Es kann ja nicht Sünde sein, für die Sie bestraft werden", sagte ich zu der Frau. „Aber hat es vielleicht mit den Sünden der Eltern, des früheren Chefs oder sonst jemanden zu tun? Sie lauern ja schon darauf, dass so etwas wie eine eiskalte Hand nach Ihnen greift, wenn Sie nur ein Fenster aufmachen"! Ja, die Eltern haben immer verhindern wollen, dass sie weggeht, indem sie sie mit Sorgen vor Erkältungskrankheiten überhäuft haben. Und später ist sie auch immer in der Arbeit geblieben, nur um ihrem Chef zu gefallen. Dort war es warm, aber es war die täuschende Wärme einer Illusion. Es waren die betörenden Ängste eines Bindungskomplexes. Das Wort Sünde ist immer noch ein guter Agent Provocateur. Die Sünde selbst ist der Fehler, d. h. es gibt Fehler, nicht Sünden. Es gibt „übertragene" Fehler (in der Familie, in Betrieben), die tatsächlich so ähnlich funktionieren wie Erbsünden. Nur ist die Bezeichnung Erbsünde doppelt verwirrend (es wird nicht wirklich im Sinne der Genetik vererbt, und es geht um Fehler und nicht um Sünde).

Wir müssen diese doppelte Belastung in uns lösen. Der Fehler ist in einem Schmerz, einer Unruhe oder quälenden Befindlichkeit versteckt, während die *Übertragung* sich in einer illusorischen Lust verbreitet. Aber ich kann nichts Wesentlicheres darüber sagen, sonst gerate ich in den Sog F. Alexanders, eines der ersten Psychosomatiker, der in unterdrückter Feindseligkeit Schilddrüsenerkrankungen, in unbefriedigter Dauererregung Dickdarmentzündungen und in dem unbewussten Wunsch nach der beschützenden Mutter Asthmaerkrankungen konstatierte. Nein, ich habe es schon angedeutet: man muss mit den beiden primären unbewussten Kräften, Trieben (Wahrnehmungs- und Invokationstrieb) in sich anfangen, und von da aus mit Hilfe eines „buchstäblichen Kristalls", einer rein formalen Formulierung, die Zusammenhänge zwischen Seele und Körper, Bild und Wort, Gedanke und Gefühl aufbrechen und ordnen. Es kann nur so gehen, dass jeder es einzeln für sich übt und erlernt. Im Notdienst kann ich es nicht vermitteln.

Letzte Schlussfolgerung

So habe ich daher nach fünfzehn Jahren den notfallmäßigen Bereitschaftsdienst aufgegeben. Ich fahre jetzt nicht mehr durch die schlecht erleuchteten Stadtviertel, durch die Hochhaussiedlungen und die Wohngegenden der Einfamilienhäuser. Ich gebe nicht mehr einem Patienten, der nur noch mit Mühe aus dem Auto aussteigen konnte, eine Spritze auf der Parkbank. Ich hieve niemand mehr zusammen mit ein paar Sanitätern aus dem Fenster, weil er wegen seines Übergewichts nicht mehr über die Treppe transportiert werden konnte. Ich verteile meine Broschüren nicht mehr, höre mir unter dem gegebenen Zeitdruck die Schicksals-Geschichten nicht mehr an, säubere keine eiternden Wunden mehr. Ich schreibe das alles jetzt nur auf um eine Resumee zu ziehen, eine letzte Schlussfolgerung.

Ich bin von dem (in der Freudschen Trieb / Struktur – Theorie festgelegten) Gegensatz von Liebe (Sexualität) und Tod, von Eros und Thanatos also, ausgegangen. Ich habe gefunden, dass die beiden sich fester oder lockerer verknoten können, dass sie sich gegenseitig bedingen und doch auch ein Eigenleben führen. Aber dieser Knoten, diese Bedingtheit war das Entscheidende. Keiner kann über den anderen endgültig siegen, und doch bemühen wir uns, dem Eros mehr Gewicht zu geben. Zu Recht, es bleibt uns nichts anderes übrig. Aber es gibt eine Möglichkeit das ganze dieser Bedingtheit zu entspannen, besser handzuhaben, gelungener damit umgehen zu können. Und dies ist ein so entscheidender Vorteil, dass dieser Knoten zu einem freien roten Faden wird, zur Möglichkeit einer freien Federführung auf einem noch unbeschriebenen Blatt.

Rein von der Theorie her gelingt diese Federführung durch eine kleine Erweiterung des Freudschen Konzeptes, eine weitere Vierteldrehung seiner Grundlegungen. So ist es nicht ganz glücklich von einem Eros-Lebens-Trieb auf der einen und einem Todes-Destruktions-Trieb auf der anderen Seite auszugehen. Die beiden sind eher Spiegelungen, Gegensätze, nicht volle Widersprüche, widersprüchliche Gegebenheiten, Strebungen, Triebe. Die letzten Dinge Triebe zu nennen, war eine gute Idee. Aber man muss eine andere Benennung in den Vordergrund stellen. Das ändert nichts an dem von Freud erstellten Grund-Konzept.

Schon Freud hatte (neben vielen anderen Trieben, die er diskutiert) den Schautrieb als wichtig herausgestellt. Es ist gar keine Frage, dass die Wahrnehmung, die Perzeption als solche, eine große Rolle nicht nur in der gesamten Biologie, sondern sogar auch in der Gesamtheit aller Bezüge, aller Bezogenheiten, spielt. Schautrieb, Wahrnehmungstrieb, Schaulust, das, was ich nur noch ein „Es Strahlt", „Scheint" genannt habe, ist alles das Gleiche für den einen der – in einem grundlegenden Dualismus – bestehenden Triebe, Kräfte, Prinzipien. Der andere ist der Entäußerungstrieb (gewiss aggressiv im Sinne des griechischen Wortes aggredi, darauf zugehen), aber nicht destruktiv, Tod suchend. Dieser Trieb kommt sogar nur beim Menschen deutlicher heraus und wird (wegen der Bedeutung des Logos beim Menschen) von J. Lacan daher Invokationstrieb, Sprechtrieb oder von mir vereinfacht „Es Spricht", „Verlautet" genannt.

Es gibt also keinen Todes-, Aggressionstrieb. Die Aggressivität entsteht in den frühesten Identifizierungen, dem frühesten „Strahlt" und fordert eine Entäußerung, ein „Spricht" heraus. In dem oben genannten Knoten verbinden sich daher vier Elemente, zwei Grundtriebe – Prinzipien, die bis ins Letzte hinein unbewusst und widersprüchlich sind und zwei oft wie Triebe funktionierende, jedoch nur Gegensätze, gegensätzliche Elemente sind wie eben Liebe und Thanatos. Indem wir diese Gegensätze aufheben – dies muss nicht nur durch ärztliche Tätigkeit oder Psychoanalyse geschehen – haben wir etwas in der Hand, mit dem wir uns im Spannungsfeld der wirklichen Grundtriebe frei bewegen können. Ansonsten fallen wir den Illusionen und Grabkammern, den Süchten und Sackgassen ständig anheim.

Ich gebe nochmals zu, dass ich all diese meine Theorien in der Praxis nicht immer umsetzen kann. Am ehesten ist es mir noch bei Sterbenden gelungen, Liebe und Tod für einen Moment zu versöhnen und dadurch so etwas wie eine Psychokatharsis herbeizuführen. Denn den Sterbenden untersuche ich ja meist noch, wenn auch nur reduziert und gemäßigt. Ich höre sein Herz ab, fühle den Puls, massiere etwas die Füße, streiche ihm über die Stirne. Ich habe oft bemerkt, dass eine solche Zuwendung eine Erleichterung für den Kranken bewirkt, hinter der also die *Übertragung* des Kranken auf den Arzt steht. Die „Untersuchung" auf Seiten des Helfers antwortet sozusagen auf die „Unterstellung" einer Heilkraft auf Seiten des Kranken. Die *„Über"tragung* auf ein doppeltes „Unter". Hier, beim Sterbenden, muss man die *Übertragung* nicht mehr auflösen, im Gegenteil, man muss sie in eine Ur-*Übertragung* überführen.

Denn die Berührung bei einem Sterbenden ist ja etwas anderes als die in einer Psychoanalyse. Während sie im ersteren Fall den Eros weckt und sinnvoll belebt, ist sie im letzteren verhängnisvoll, weil sie ihn überfordert. Aber auch beim Sterbenden muss man die Berührung durch ein Wort ergänzen. Oft nur durch eines oder zwei. Ja, meist und speziell nur durch ein oder zwei. Ich halte nichts von der Sterbebegleitung auf konfessionellem Hintergrund, bei der man dem Kranken ein religiöses Heil suggeriert. Ich frage ihn äußerstenfalls ob er den „inneren Klang" hören kann oder das „innere Strahlt" wahrnimmt, während ich selbst seinem Herzschlag lausche oder seinen Atem verfolge. Herz und Atem geben den melodischen Rhythmus vor, während der eigentliche „Klang" im tiefen Innern spricht, als sei es ein Echo aus weit entlegenen Fernen. Mehr als dass man diese beiden Wesenszüge im Inneren des Kranken zusammenführt, kann man nicht tun. Man muss ihn auch gehen lassen. Man muss ihn seine eigene Religion finden lassen, denn die von außen herangebrachte nützt ihm nichts. Man muss ihn wandern lassen, treiben lassen, lassen lassen. Wenn er bis zu diesem Moment nicht mehr erreicht hat, seine Analyse nicht abgeschlossen, sein Werk nicht fertig, sein Sein nicht in Wahrheit umgesetzt hat, wird er es auch jetzt nicht können. Mancher Sterbende kann nicht sterben, wenn zu viele und zu sehr um ihn herum noch leben und gelebt wird. Gerade die Anwesenheit derer, die ihm nah sind, hält ihn natürlich zurück (das ist eine Erfahrung von mir, kein wissenschaftliches Statement).

Mehr als dem Sterbenden hilft man den Angehörigen, wenn man mit ihnen spricht, während man also den Kranken selbst seinem letzten und doch so „anderen" Leben überlässt. Seinem nicht ewigen an Jahren, aber doch infiniten . . .

Unser Leben ist für andere da und unser „anderes" Leben für uns selbst . . .

Der tote Körper hat nicht mehr den vibrierenden Turgor, die Spannkraft des Lebendigen. Und doch – ich habe es so oft bei den Totenschauen, die ich machen musste, gesehen – in dem etwas teigigen Gewebe, in der noch nicht ganz erloschenen Turgeszenz des toten Körpers liegt immer noch eine gewisse Ästhetik, die Ausstrahlungskraft einer Plastik, die Würde einer Skulptur. Ich fasse den Leichnam wie einen Lebenden an, erst weich, dann wie sie starr wird und wieder sich öffnet. Wir sind zu wenig vertraut mit den Umwandlungen der Natur, den Einschrumpfungen, Auflösungen, den grau-gelben Farben, den fahl-grünen. Aber daraus ziehen doch die Maler ihre Kraft! Rothko zum Beispiel, der scheinbar die schmutzigen Farben, dass blass-braune, dunkel-graue, braun-rote bevorzugt. Wir sehen uns die Bilder dieser Maler an, weil sie uns den Tod als ein leichtes Durchgangstadium, einen Form- und Farbwandel vermitteln, und das macht dann auch das Leben einfacher.

Anhang 1.

Kurze allgemeine Anmerkungen und Hinweise zur Heilkunde.

Gesundheitsratschläge gibt es zuhauf, und ich will hier keine neuen hinzufügen. Aber ich bin mit meiner Psychosomatik nicht vollends durchgedrungen, habe kein wirkliches Ziel erreicht. Ich habe den durchgreifenden Eros / Thanatos- Weg nicht gefunden. Zumindest nicht ausreichend und so bemühe ich mich – wie ich es auch schon im Hauptteil dieses Buches mehrmals angedeutet habe – diesem mit dem Tod, dem Ende des Lebens, konfrontierten Eros hintenherum zu bewegen, zu locken und aktiv werden zu lassen, indem ich der Materie selbst, dem rohen Stoff etwas abringe und zu entwinden versuche. Ich probiere es sozusagen mit einer Psychoanalyse des Stoffes, einer Psychosemiotik der reinen Substanz, einer der Evolution gegenläufigen Wissenschaft (damit meine ich nicht den Kreationismus, der in den angelsächsischen Ländern so beliebt ist und den ich für ein überholtes Denken halte, sonder eher so etwas wie einen zeit- und teilweisen Rückgriff auf evolutionäre Stufen). So habe ich z. B. seit meiner Jugend kein Medikament mehr genommen, nicht weil ich glaube, dass Medikamente so schädlich sind, sondern weil ich die Schaltstellen, mit denen das Leben sich gegen den Tod seit langen Zeiten erfolgreich gewehrt hat, wiedererwecken will. Ich will solch vergessene, eingetrocknete, genetisch scheinbar veraltete Stufen sozusagen in „involutionärer" Weise benutzen. Damit wird mir sicher nicht gelingen, dass mir Flügel wachsen. Das ist ja auch nicht nötig. Aber die sogenannten Abwehrkräfte und die Einsicht in das Wesen der Evolution könnte man in gewissermaßen subjektbezogener Weise steigern.

Das hört sich vielleicht nach Trick an, denn ich wollte ja nur mit der Kraft der Seele, des Wortes, des Unbewussten – also wirklich mit einer elementaren Psychoanalyse - den Krankheiten auf die Spur kommen. Aber es geht – wie bei der Homöopathie – um einen legitimen Trick. Lediglich ein paar generelle Bemerkungen sollen es also sein, die mir aus meinen allgemeinärztlichen Erfahrungen heraus wichtig erscheinen. In der klassischen Psychoanalyse liegt der Schwerpunkt mehr auf dem, was ich das „Spricht" genannt habe (Assoziationen des Patienten, Deutungen des Analytikers, wobei das von mir so benannte „Strahlt" in Form von Kenntnissen über die psychische Struktur als solche nicht zu kurz kommt). Für die reine Psychoanalyse des Stoffes, der Substanz als solcher, eignet sich eher ein Verfahren, das den Schwerpunkt auf das „Strahlt" legt (wobei ebenso das „Spricht" nicht vernachlässigt wird), und ich habe im Anhang 2 dieses Verfahren der *Analytischen Psychokatharsis* kurz zusammengefasst. Von dieser Methode behaupte ich, dass sie ohne Trick auskommt und der direkteste Weg der Eros / Thanatos- Therapie ist. Aber sie nimmt Zeit in Anspruch, auch Rom ist nicht an einem Tag erbaut worden. Hingegen sollen die hier zusammengetragenen medizinischen Bemerkungen die Zeit verkürzen und das Verfahren noch etwas ergänzen.

Das seelisch Unbewusste – wie es die Psychoanalyse interessiert - reicht tief in Bereiche hinein, in denen Chirurgen oft schon das Messer zücken, Pharmakologen uns mit starken Arzneimitteln überschütten und in vielen Fällen der Patient eine Odyssee zwischen Besuchen beim Heilpraktiker, Arzt, verschiedenen Spezialisten, Osteopathen, Wunderheilern und Strahlenmedizinern durchlaufen musste. In dieser Broschüre will ich also nur Bemerkungen zusammenstellen, die aus der Naturheilmedizin stammen, wo also in erster Linie mit verträglichen pflanzlichen Mitteln oder ein paar einfachen Methoden gearbeitet wird, wie etwa Heilanästhesie und Krankengymnastik. Natürlich kann man dem Tod auch mit einer großartigen und gelungenen Operation ein Schnäppchen schlagen, und auch das ist dann ein Sieg der positiven Kräfte. Auch ich würde einer Chemotherapie bei mir zustimmen, wenn dies nötig wäre, allerdings nur nach ausführlicher Prüfung der Erfolgsraten, der Nebenwirkungen, anderer oder auswärtiger Behandlungsmethoden usw. Diesbezüglich gut beraten zu werden, dafür sollte eigentlich der Hausarzt zuständig sein, und ist es auch wohl in den allermeisten Fällen. Hier also nur einige wenige unvollständige Kommentare, die sich mir in vielen Jahren als Allgemeinmediziner aufgedrängt haben, weil meine *Analytische Psychokatharsis* nicht ausreichend geholfen hat.

Zur Allgemeinmedizin. An der Universität wird man niemals lernen, dass z. B. Injektionen von **Vitamin B12** ein ideales Mittel in der Allgemeinarztpraxis ist. Wir wenden es bei den Situationen an, wo eigentlich Psychosomatik gefragt wäre, der Patient aber nicht bereit ist, etwas mehr als üblich an sich selbst zu arbeiten oder wo man eben ergänzend zur mehr psychologischen Behandlung etwas auf das Somatische Bezogenes geben will. Die allgemein aufbauende Wirkung ist auch naturwissenschaftlich bewiesen (B12 spielt eine zentrale Rolle im gesamten Metabolismus), leider auch schon dadurch, dass man durch die Behandlung Gewicht zunehmen kann. Für viele psychosomatische Fälle ist dies aber oft auch förderlich.

Gute Erfahrungen bei Kopfschmerzen und Migräne habe ich auch mit **Pestwurz** (z. B. Petadolex) machen können. Angesichts der großen Problematik durch Analgetikamißbrauch und Nierenschäden, kann ein Phytopharmakon hier sehr wichtig sein.

Bei leichteren bis mittelgradigen Blasenentzündungen genügt es meist **Monuril 3000**, ein Antibiotikum, das man nur als Einzeldosis, also nur einmal nehmen muss, anzuwenden. Man sollte jedoch gleichzeitig pflanzliche Urologika oder Methionin (eine natürliche Aminosäure) zur Mit- und Nachbehandlung einnehmen.

Bei leichten bis mittelschweren Depressionen wird oft **Johanniskraut** als wirksam beschrieben. Ich habe jedoch nur bei Dosierungen über 900mg und nur bei einigen Personen Erfolge gesehen. Trotzdem halte ich es für ein sinnvolles Mittel. Ebenso sind höherdosierte Gemische aus Baldrianwurzel, Hopfenzapfen und Melisseblättern bei Schlafproblemen hilfreich. Ansonsten bin ich durchaus der Ansicht, dass die meisten pflanzlichen Mittel als solche keine ausgeprägten Wirkungen haben und eher durch ihre Placebo-Funktion helfen.

Zur Kardiologie. Zu Unrecht werden pflanzliche Mittel bei Herzerkrankungen immer weniger eingesetzt. Es gibt fundierte Studien, die nachgewiesen haben, dass z. B. **Weißdorn** in der Behandlung der leichten bis mittelgradigen Herzkranzgefäßerkrankung (Angina pectoris) ebenso gut abschneidet wie die bei dieser Krankheit sonst üblichen Nitropräparate. Etwas Ähnliches gilt für das Strophantin, worüber ich schon im Buchtext geschrieben habe. Da dieses Mittel jedoch nur schlecht vom Darm aufgenommen wird, muss man eine hohe Dosis an Tabletten nehmen und dies begrenzt seine Anwendung. Es klingt aber anachronistisch und will von der modernen Kardiologie nicht wahrgenommen werden, dass sich eine große Anzahl von Menschen mit diesen Medikamenten behandeln lassen (Quelle: Infratest-Studie in G. v. Hummel, Herzsprache (2004)) und Erfolg damit haben. Bei einer Diskussion über die gerade genannte Studie haben Ärzte und Patienten von der Katakombenmedizin gesprochen, d. h. Arzt und Patient müssen in den Untergrund gehen, weil sie fürchten von der öffentlichen Wissenschaftsmeinung geächtet zu werden. Natürlich gibt es eine ungeheuere Menge an Humbug und Scharlatanerie und deswegen behandle ich mit derartigen Medikamenten nur in den Fällen, in denen die Indikation wirklich vertreten werden kann (z. B. bei einer leicht- bis mittelgradigen Eingefäßerkrankung am Herzen), die Patienten einer solchen Behandlung von vornherein sehr entgegenkommend sind und sich sehr viel davon versprechen.

Bei jeder mittelgradig bis schweren koronaren Herzerkrankung sollte man die genannten Mittel also natürlich nicht verwenden. Hier stehen außer Nitropräparaten vor allem auch chirurgische Maßnahmen im Vordergrund. Die heutzutage perfektionierte Bypasschirurgie hat allerdings an Bedeutung verloren. Sie hatte die Herzbeschwerden verbessert, aber bisher ist noch kein Beweis einer Lebensverlängerung durch diese Methode bewiesen worden. Dagegen wird heute vorwiegend die Ballondilatation (Aufdehnung des Kranzgefäßes) angewendet. Allerdings gibt es auch hier ein Problem, da bis heute keine Stents (einsetzbare Röhrchen, die das Gefäß offen halten) existieren, die sich nicht nach einiger Zeit wieder verschließen.

Weitere Phytopharmaka, die bei Herzkrankheiten eine wichtige Rolle spielen, sind **Convallaria** (Maiglöckchen) und **Campher**.

Campher ist ein belebendes, blutdruckanhebendes Mittel, das im Mittelalter bekannt war. Es hatte jedoch Nebenwirkungen. In Kombination mit anderen pflanzlichen Stoffen und in geringer Dosierung ist es jedoch bei niedrigem Blutdruck und Wetterfühligkeit (Müdigkeit) ein ideales Medikament. Ebenso gilt dies für Convallaria, das bei Herzmuskelschwäche Grad l - II genau so gut helfen kann wie Digitalis, das sich leichter im Körper anreichern und so zu Vergiftungserscheinungen führen kann. Alle genannten Stoffe sind auch miteinander verträglich.

Zur Neuropathie. Alternativbehandlungen bei neuropathischen Schmerzen: Eine Vielzahl von Schmerzsyndromen sind nicht durch interne Krankheiten oder orthopädische Leiden hervorgerufen, sondern neuropathisch, d. h. sie stammen aus einer Entzündung, Degeneration oder sonstigen Irritation eines Nervenstranges selber. Dieser Schmerz ist meist brennend, stechend-reißend, erzeugt Missempfindungen (Ameisenlaufen) oder auch ein taubes Gefühl. Eine der bekanntesten Erkrankungen in dieser Richtung ist die Trigeminusneuralgie. Meist ist die Ursache nicht bekannt, selten liegt eine Einengung des Nervenverlaufs im Gehirn durch eine Arterie vor, was dann operiert werden kann. Häufig für eine Neuropathie ist auch die Gürtelrose, eine Virusentzündung der Nerven und ebenso häufig sind diabetische Nervenstrangschädigungen. Meistens handelt es sich jedoch um nicht ganz aufzuklärende Ursachen, und dann will man einen derartigen neuropathischen Schmerz nicht ständig mit starken Schmerzmitteln behandeln. In diesem Fall gibt es Alternativen.

Am bekanntesten sind Vitamin B-Präparate, vor allem solche, die Bl, B6 und B12 enthalten. Man muss sie hoch dosieren. Ebenso unschädlich, weil aus einer verwandten Arznei stammend, ist **Alpha-Liponsäure**. Man sollte 2 -3 x 600 Milligramm nehmen. Das Mittel ist teuer und wird von den Kassen nicht bezahlt, da frei verkäuflich, ist aber für den neuropathischen Schmerz gut geeignet. Wirksam bei neuropathischen Schmerzen sind auch Mittel aus der Pestwurz und der Teufelskralle. In schweren Fällen sollte man aber doch auf ein neues Medikament aus der biochemischen Forschung zurückgreifen. Der Wirkstoff heißt Pregabalin und wirkt an den sogenannten Gaba- (Gammaaminobuttersäure} Rezeptoren des Nervensystems direkt. Hier werden selbst stärkere Schmerzen gelindert. Ebenso allopathisch, aber kein übliches Schmerzmittel ist Carbamazepin, das ähnlich wirkt, allerdings auch bei Epilepsien eingesetzt werden kann und müde macht. Empfehlenswert ist immer auch eine Klärung, ob Psychotherapie sinnvoll ist.

Zum Stoffwechsel. Das ständige Problem mit dem zu hohen Cholesterin: Ob die Anwendung der cholesterinsenkenden Medikamente mit dem pauschal abgekürzten Namen „**Statine**", die zwar hervorragend auf die Senkung des Cholesterinspiegels wirken, auch mit einer deutlichen Reduktion von Herzkranzgefäßerkrankungen wie etwa dem Herzinfarkt korreliert, wird immer noch diskutiert. Doch das Problem ist nicht neu. Seit 45 Jahren wird auch darüber diskutiert, wie die Reduktion von Risikofaktoren wie Cholesterin, hoher Blutdruck, Rauchen etc. sich auch tatsächlich in einer deutlichen Verbesserung von Herzkrankheiten und vor allem auch der Sterblichkeitsrate dieser Erkrankungen niederschlägt.

Trotzdem ist es grundsätzlich in unserer heutigen Konsum- und Stressgesellschaft sinnvoll, das Cholesterin im Blut zu senken. Diät steht hier nach wie vor an erster Stelle. Gesättigte Fette in Butter, versteckt auch in Fleisch und Wurst sollte man vermeiden. Auch bei den Formen, bei denen die erhöhten Cholesterinspiegel mit einer verstärkten Cholesterinsynthese in der Leber zusammenhängen, macht Diät Sinn. Es gibt nämlich einen Cholesterinkreislauf, der Blutcholesterin in den Darm zurückschleust. Wird mit der Nahrung wenig Cholesterin aufgenommen, wird dieses zurückgeschleuste Cholesterin auch vermehrt ausgeschieden. Erst an zweiter Stelle stehen Medikamente. Hier können einfachere Mittel wie die sogenannten Omega-3-Fettsäuren bereits einen guten Effekt haben, zumal diese auch noch eine direkte Verbesserung an den Herzkranzgefäßen bewirken. Man sollte hier auf möglichst gereinigte Präparate achten.

Nach wie vor sind auch Mittel auf der Basis einer harzähnlichen

Substanz (**Cholestyramin**) wertvoll, sie „verkleben" sozusagen das Cholesterin im Darm und schleusen es aus. Auch können die früheren Mittel wie Fibrate zum Einsatz kommen oder die heute eben so modern gewordenen Statine. In letzter Zeit mehren sich allerdings wieder Beobachtungen, dass diese Mittel mit Schmerzen und Schädigungen der Muskulatur einhergehen und das Muskelenzym Kreatinkinase erhöhen. Ich hatte in der eigenen Praxis ca. hundert Fälle dieser Art.

Noch mehr müsste man hier etwas zum Zuckerstoffwechsel (Diabetes) sagen, dies würde aber den Rahmen dieser Broschüre sprengen. Es gibt heute Gottseidank sehr viel geschulte Diabetesärzte, an die man sich wenden sollte, wenn man Probleme damit hat. Die einfache Zuckerbestimmung ist oft nicht sehr aussagekräftig, man sollte sich den Langzeitzucker (das HbA1C) bestimmen lassen, der nicht höher als 6,2 sein sollte.

Zu Magen-Darmproblemen. Phytotherapie bei Magen-und Darmstörungen. Viele Magen- und Darmstörungen kann man heute mit modernen Phytotherapeutika behandeln. Schon Appetitstörungen lassen sich mit einer Mischung aus Wermut- und Tausend-Gulden-Krauttee gut therapieren. Diese Teesorten enthalten Bitterstoffe, die die Magendrüsen anregen. Man muss die Teemischung eine halbe Stunde vor dem Essen trinken.

Bei motorischen Magen- und Darmstörungen wie etwa bei Völlegefühl oder Krämpfen kann man sehr gut eine fertige Pflanzen-Mischung, wie sie in dem Handelspräparat **Iberogast** vorliegt einnehmen.

Etwas anderes sind wirkliche Magen-Darminfekte etwa durch Viren, wie wir sie bei den üblichen Brechdurchfallerkrankungen vorfinden. Hier kann man gut mit Mitteln behandeln, die die natürliche Darm Flora wiederherstellen. Ein solches Mittel ist etwa **Perocur** Forte oder Santax. Bei stärkeren Ausprägungen dieser Erkrankungen kann man zusätzlich gerbstoffhaltige Medikamente wie etwa Tannacomp oder chemische Mittel wie Loperamid einnehmen.

Eines der häufigsten Leiden ist die Übersäuerung des Magens. In einfacheren Fällen kann man sich mit magnesiumhaltigen Mitteln helfen wie z. B. **Magaldrat**. Bei gravierenderen Problemen dieser Art muss man zu Mitteln wie Ranitidin oder zu sogenannten Protonen-Pumpen-Hemmstoffen greifen.

Einfache Formen chronischer entzündlicher Darmerkrankungen an kann man mit Mesalazin therapieren, einem dem Aspirin verwandten Stoff. Bei immunologischen Erkrankungen wie dem Morbus Crohn können auch cortisonähnliche Mittel verwendet werden, zum Beispiel Entocort, wogegen bei ebenso immunologisch bedingten Nahrungsmittelallergien das natürlichere Mittel **Colimmune** verwendet werden kann.

Zur Krebs-Therapie. Neue Chancen und Risiken: In der Behandlung der verschiedensten Arten von Krebs hat sich in den letzten Jahren viel getan. Ein fortgeschrittener Hodgkin (Lymphkrebs), der noch vor 30 Jahren kaum behandelbar war, kann heute in bis zu 90 % geheilt werden und „zwar nicht nur wegen neuer Moleküle oder Antikörper, sondern auch weil die neuen Medikamente inzwischen intelligenter, sozusagen in einer neuen Chemotherapie-Architektur verabreicht werden können" (Prof. V. Diehl, Ärztl. Allgem. 56 (2005) Nr. 32 5. 4). Der Tyrosinkinase (ein Enzym) - Hemmstoff Imatinib hat die Behandlung der chron. myeloischen Leukämie geradezu revolutioniert. Man kann bei dieser Erkrankung nicht nur die Krankheit sondern auch den zugrundeliegenden Gendefekt behandeln. Mit dem Proteasom-Hemmstoff Bortezomid ließ sich die Überlebensrate des Multiplen Myeloms (eines Knochenmarktumors) ebenfalls erheblich steigern. Viele Tumoren bilden wuchernde Blutgefäße aus, die mit dem Angiogenesehemmstoff Avastin zusätzlich zur Chemotherapie behandelt werden können. All diese etwas sehr wissenschaftlich ausgedrückten Feststellungen sollen zeigen, dass es wirkliche Fortschritte in der sonst kritisch gesehenen allopathischen chemischen Therapie gibt. Aber diese Ausführungen sollen auch nicht darüber hinwegtäuschen, dass dies nur für einzelne Tumorarten gilt (auch für bestimmte Arten von Lungen- und Darmkrebs sind derartige Fortschritte gemacht worden). Und zudem: in vielen Fällen, die als fortschrittliche Behandlungen gelten, misst sich dieser Erfolg gegenüber früheren Ergebnissen oft nur in Verbesserungen der Überlebensraten von einigen Monaten. Da ist dann die Frage berechtigt, ob man sich einer derartigen Chemotherapie wirklich unterziehen soll, da man ja schließlich die meist nicht geringen Nebenwirkungen mit ertragen muss.

In der oben erwähnten ärztlichen Fachzeitschrift über neuere Krebsbehandlungen finden sich daher auch zwei Artikel, die vom Nutzen der Komplementärmedizin (ergänzende Naturheilverfahren) und der krebsvorbeugenden Ernährung berichten. So werden standartisierte Mistelextrakte, Vitamine, Spurenelemente wie vor allem Selen, und Antioxidantien als wissenschaftlich erwiesen beschrieben. Was die Ernährung angeht, konnte in Studien belegt werden, dass „das Risiko für Lungen -Krebs in der Gruppe mit dem höchsten Obstverzehr um 40% verringert ist im Vergleich zur Gruppe mit dem geringsten Verzehr von Obst". Die gleiche Risikoverbesserung erreichen bei Darmkrebs Personen, die täglich 35 Gramm Ballaststoffe (Pflanzenfasern enthaltendes Gemüse) zu sich nehmen im Vergleich zu Personen, die davon nur 15 Gramm am Tag konsumieren. Damit will ich in keiner Weise einer sogenannten Krebsdiät das Wort reden. Diese gibt es im generellen Sinne nicht. Lediglich wer eine entsprechende Ernährung schon zwanzig und mehr Jahre verwendet, kann mit einer Verbesserung des Krebsrisikos rechnen.

In der Zeitschrift Natura Med (Nr. 4 / 2008) wurden wissenschaftliche Belege für Betulin, einem Extrakt aus Birkenrinde und Resveratol, einem Extrakt aus roten Trauben als wirksam bei verschiedene Krebsarten vorgelegt. Diese Mittel sensibilisieren Krebszellen für das Apoptosesignal, das den Zelltod einleitet. Ebenso sind wissenschaftliche Belege interessant, die Sulphoraphan (enthalten in Kreuzblütlergemüse wie Broccoli, Rosenkohl) insbesondere beim Bauchspeicheldrüsenkrebs (aber auch anderen Krebsarten) einen hohen Stellenwert zusprechen.[45]

Nochmals möchte ich mit all diesen Stellungnahmen keinen Anspruch auf ein besonderes medizinisches Wissen erheben und schon gar nicht zu nicht restlos bewiesenen Therapien positive Kommentare abgeben. Mir ging es nur darum – nochmals – dass jeder sich selber ein Bild von schul- und alternativmedizinischem Wissen aneignen sollte. Jeder sollte Spezialist seiner eigenen Krankheitsrisiken sein. In einer Zeit, in der in Deutschland vier- bis fünfhunderttausend Fehlbehandlungen pro Jahr im Krankenhaus erfolgen,[46] sollte man selber gut informiert sein. Dabei gibt es selbstverständlich auch große Erfolge der modernen Medizin und leisten ärztliche Kollegen gerade in den Kliniken enorm viel. Aber die großartigen Erfolge werden auch immer mit erheblichen Risiken und Nebenwirkungen erkauft.

Das ist nichts Neues, und ich gebe zu, ich schreibe das alles nur, weil der Durchbruch einer Heilkunst, die sich auf das einzelne Subjekt stützt, auf sein Subjektsein genauso wie auf sein Engagement sich und dem ihm zugehörigen Kollektiv gegenüber, mir und auch anderen bisher nicht gelungen ist. Wir müssten schon in der Schule anfangen, darüber zu lernen.[47] Wir müssen bei uns selbst anfangen. „Wanted reformers, not of others but of themselves", heißt ein Sprichwort.

---

[45] Ärztliche Praxis, Die Hoffnung steckt im Gemüse, Nr. 43, (21.10.08) zitiert aus einer Veröffentlichung des Deutschen Krebs Forschungszentrums in GUT (2008)
[46] Ludwig, U., Tatort Krankenhaus, DVA (2008) S. 24. Weiterhin werden zitiert: 600000 Klinikinfektionen und 50000 klinikverursachte Todesfälle im Jahr (S. 46 und S. 56)
[47] Fath, R., Herzinfarkt - Prävention beginnt in der Schule, ÄP, (27.10.08) S. 9

Anhang 2. Broschüre zur *Analytischen Psychokatharsis*

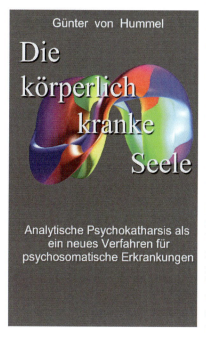

Das Bild auf der Umschlagseite zeigt ein Tranguloid und verbildlicht damit ein mathematisch berechenbares und auch geometrisch (besser topologisch) anschauliches Bild sich einander durchschlingender Flächen. So schwer erkennbar und verknotet durchwoben muss man sich auch Körper und Seele des Menschen vorstellen, aber auch so verschiedene psychologische Verfahren wie es die Psychoanalyse auf der einen und die Meditation auf der anderen Seite sind. Es bedarf daher eines ebenso komplex strukturierten Verfahrens, um diese Vielschichtigkeit wissenschaftlich zu behandeln, aufzuschließen und neu zu formen. Ich habe dieses Verfahren „analytische Psychokatharsis" genannt, weil es psychoanalytische Erkenntnis mit kathartischer (reinigender, meditativer) Erfahrung in eben solch durchwobener Form verbindet.

Einführung

Die Psychoanalyse ist zwar die am weitesten entwickelte psychotherapeutische Wissenschaft, jedoch in ihrer klassischen Form für die Behandlung der „körperlich kranken Seele", also von Krankheiten, die körperliche Beschwerden machen, aber im seelisch Unbewussten ihre Wurzel haben, nicht geeignet. Das Problem liegt in der Art und Weise der Sublimierung, d. h. der Verfeinerung, Anhebung, Verbindlichmachung der unbewussten Triebkräfte ins bewusste, gesellschaftliche und kulturelle Leben. Arbeit, Kunst, Kultur und eben auch analytische Psychotherapie sind z. B. Wege, auf denen die ungesteuerten Triebkräfte verfeinert und dem bewussten Alltags- und Gefühlsleben zugänglich werden. Manche dieser Sublimierungen sind mehr intellektuell, andere mehr körper- oder gefühlsnah.

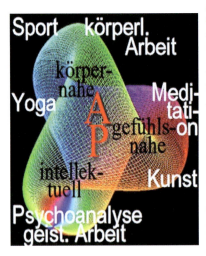

Abb. 1 Zusammenhänge verschiedener Sublimierungen auf dem Hintergrund einer Boyschen Fläche. Die einzelnen Bezeichnungen sind nur eine Auswahl von kulturellen, psychotherapeutischen oder sonstigen Zugängen zum Menschen in seiner Gesamtheit als Subjekt. Die Boysche Fläche ist ein Durchschlingungsgebilde ähnlich dem auf der Umschlagseite, auch wieder mathematisch aufgebaut. Sie demonstriert so erneut die Vielschichtigkeit in einer einheitlichen Formulierung. Dies wird noch von zentraler Bedeutung für die *Analytische Psychokatharsis* sein (hier mit den Buchstaben A und P gekennzeichnet)

Die Abbildung 1 soll alle diese Zusammenhänge anschaulich darstellen. So leuchtet es sicher sofort ein, dass Sport beispielsweise eine sehr körpernahe Sublimierung ist, aber es wird dabei nichts intellektuell verarbeitet oder erkannt. Die Psychoanalyse ist dagegen eine sehr intellektuelle Methode, bei der auch viel erkannt und geistig-seelisch verarbeitet wird. Aber es fehlt ihr wie gesagt der nahe Bezug zum Körperlichen, und dies ist gerade heute oft das entscheidende Problem. Wer ginge z. B. mit Migräne oder chronischen Magenschmerzen Hunderte von Stunden in eine psychoanalytische Gesprächsbehandlung, in der er zwar sehr viel über sich erfährt und vielleicht auch eine kleine Erleichterung seiner Beschwerden verspürt, aber nicht direkt an die Nahtstelle von Seele und Körper gelangt, wo sein Leiden sitzt? Genau so wenig wie ihm diesbezüglich Sport allein weiterhelfen würde, weil eben die Zusammenhänge der innerseelischen Triebkräfte dabei nicht geklärt und gelöst werden, vermag die ausschließlich analytische Therapie wiederum nicht physisch spürbar genug Erleichterung von solchen psychosomatischen Erkrankungen zu bringen. Und auch die Kunst oder andere psychotherapeutische Methoden können gerade die „körperlich kranke Seele" nicht heilen.

Trotzdem ist uns die Psychoanalyse als wissenschaftliches Werkzeug sehr wichtig. Sie hat uns gezeigt, dass wir unbewusst auf den Analytiker Bedeutungen *übertragen* (man nennt diesen Vorgang daher die *Übertragung*), die meist aus früheren Beziehungen, Konflikten und den Kombinationen von im wesentlichen zwei Grundtrieben, Triebkräften, Grundprinzipien stammen, die beide für sich autonom sind, aber gegen- und miteinander verwoben in uns wirken. Denn diese beiden Triebkräfte sind in uns miteinander stark verwickelt, ja geradezu verknotet, und machen so Probleme und ihre Auswirkungen müssen also gelöst und sublimiert werden. Sonst brechen diese Triebkräfte in Aggressivität und Perversion, in Ideologie, Fanatismus und anderen -ismen ziemlich ungehindert durch, sind aber nicht nur aus gesellschaftlichen Gründen, sondern auch aus ihrer Kombination heraus keine Lösung für das einzelne Subjekt und stellen eben auch keine Sublimierung dar. Sie bleiben roh und unverbindlich.

Diese beiden Triebkräfte bestehen einerseits in dem von Freud so benannten *Schautrieb* (Wahrnehmungstrieb), den ich in seiner konkretesten, unmittelbarsten Repräsentanz ein ES STRAHLT nenne.[48] Sämtliche körperlichen Funktionen aber auch verschüttete

---

[48] Freud hatte zwar ursprünglich den „Eros-Lebenstrieb" an diese Stelle gesetzt, aber diese Konzeption war – genau so wie die eines zweiten Triebes, nämlich des Todestriebes – zu sehr vom Biologischen entlehnt und nicht reine

seelische Erfahrungen werden nämlich in Gehirnfunktionen (wir können auch sagen: im Unbewussten) „gespiegelt",[49] d. h. es gibt einen „virtuellen Körper" im Gehirn, eine unbewusste Struktur, die an jeder Krankheit mitwirkt. Neurowissenschaftler erklären uns,[50] dass dieses *Virtuelle* vorwiegend im Stammhirn – und d. h. hier durch Nervenverschaltungen - repräsentiert ist. Aber eine solche Auffassung ist natürlich typisch „gehirnwissenschaftlich", denn wie für jede Krankheit eine derartige Nervenverschaltung, aussehen soll, ist nicht zu sagen. Das zutreffende Sagen, das authentische Benennen, das *Rhetorische*, bleibt auf der Strecke, insbesondere dann wenn man mit psycho-somatischen Störungen anschaulich umgehen will. Trotzdem aber man könnte es sich gut so denken, dass es vereinfacht gesagt auf der einen Seite um die Mitwirkung „spiegelnder" Vorgänge oder eben noch besser unbewusster seelischer „Spiegelungen" geht. Diese innerseelischen „Spiegelungen" oder Oszillationen nenne ich also – eben noch weiter vereinfacht ausgedrückt – ein ES STRAHLT (Es Scheint, Es Oszilliert). Es ist identisch mit dem Wahrnehmungs- oder *Schautrieb*, den man nicht weiter zerlegen oder messen kann. Und eben deswegen benötigt man andererseits ein zweites Prinzip oder Triebkraft, um sie dieser ersten entgegen zu stellen. Dieses zweite Triebkraft, dieses zweite Grundprinzip, ist der Entäußerungstrieb (beim Menschen besser Invokations- oder *Sprechtrieb* genannt), und ich will ihn ebenso vereinfacht ein ES SPRICHT (Es Verlautet) nennen. In ihm steckt das *Rhetorische*, das Bedeutungserzeugende, also etwas völlig anderes als im ersten Grundtrieb.

Es erscheint dies alles etwas theoretisch, ist aber im Grunde genommen recht einfach und für das Gesamtverständnis dringend

---

neue, originäre Wissenschaft. J. Lacan hat daher – sich auf die Linguistik stützend – das Freudsche Konzept etwas umformuliert, und so stelle ich es auch hier dar.

[49] Neurologisch spricht man heute von „Spiegelneuronen", d. h. Nervenzellen, die spiegelbildliche Vorgänge verarbeiten und so auch im Gehirn eng verbunden sind. Psychologisch entspricht dies dem „Spiegelstadium", das um den 18. Lebensmonat herum das Ich in Form erster selbstreflexiver Bilder entstehen lässt.

[50] Solms, M., Turnbull, O., Das Gehirn und die innere Welt, Patmos (2004)

notwendig. In diesem Bereich der Psychologie gibt es einfach keine rein objektiven Fakten, keine direkten Objekte, und man muss sich auf derartige ultimative „Kräfte" verlassen, wie sie die Psychoanalyse erarbeitet hat. Es gibt also einerseits ein Scheinen, „Strahlen" im Unbewussten, das man *virtuell* strukturiert nennen oder auch als „Körperbild", als ein STRAHLT, erfassen kann und das das *kathartische* Element des Verfahrens darstellen wird. Positive Spiegelung, ein positives „Strahlen", wird nämlich als reinigend, ja manchmal direkt durch ein inneres Schaudern, Rieseln (also körperbildhaft) erfahren.[51] Zweitens handelt es sich um ein ebenso ursprüngliches „Sich-Verlauten" im Unbewussten, das man genau so wie ein inneres Sprechen, ein SPRICHT in sich aufgreifen, spüren, "entäußern" kann. In einer klassischen Psychoanalyse kann dieses „Verlauten" aus dem Unbewussten über die Träume und ihre Deutung, über die sogenannten „freien Assoziationen" und deren Interpretationen oder über die Erfahrung und Deutung von Fehlleistungen und Versprechern bewusst gemacht werden.

Schautrieb (Wahrnehmungstrieb, Es Scheint) und *Sprechtrieb* (Entäußerungstrieb, Es Verlautet), STRAHLT und SPRICHT sind also ständig unbewusst in uns verknüpft.[52] Je unbewusster und fehlerhafter diese Verknüpfung ist, desto mehr kommt es eben zu psychosomatischen oder auch rein seelischen oder sonstigen Beschwerden. Dabei spielt natürlich auch die Art, wie die Objekte der Außenwelt (dazu gehören auch menschliche „Objekte") in diese Verknüpfung einbezogen sind, eine große Rolle. Um nicht zu sehr in der Theorie stecken zu bleiben, werde ich gleich vorschlagen zwei praxisbezogene Übungen machen. In diesen Übungen wird die Erfahrung des STRAHLT mit der des SPRICHT durch die Verwendung sogenannter FORMEL-WORTE verbunden, deren

---

[51] Ich zitiere hier immer gerne Göthes Faust, wo der Dichter sagt: „Das Schaudern ist der Menschheit bestes Teil". Gemeint ist genau dieses innere Rieseln, wo es einem prickelnd (z. B. den Rücken) herunterläuft. Das griechische kathairo (καθαιρο) heißt reinigen.
[52] Ausführlichere Erklärungen zu diesem Grundkonzept finden sich in den Schriften von J. Lacan oder in den Büchern „Meditation / Wissenschaft" oder „Das konjekturale Denken".

Wesen ich im weiteren erklären werde. Durch diese praktische Verbindung erreicht man eine Erneuerung der unbewussten und fehlerhaften Verknüpfung eben in Form dessen, was ich eine „*analytische Psychokatharsis*" nenne.

Für dieses Verfahren benütze ich außer dem schon oben erwähnten psychischen *Übertragungs*-Vorgang[53] (der Analytiker selber ist das ideale *Übertragungs*objekt und der Vorgang selber stellt ebenfalls diesen STRAHLT / SPRICHT – Komplex dar) noch ein anderes wichtiges Element der Psychoanalyse: das Wiederholungsgeschehen. In der Psychoanalyse gehen wir davon aus, dass im Unbewussten ein ständiger Zwang zu Wiederholungen besteht (die oben genannten Konflikte und Kombinationen der Triebkräfte werden ständig unbewusst wiederholt, auch darin spiegelt sich der STRAHLT / SPRICHT – Komplex wieder). Dagegen wird z. B. in anderen psychotherapeutischen Verfahren wie z. B. dem autogenen Training oder der Meditation eine bewusste Wiederholung eingesetzt: die Wiederholung durch Üben, die Lern-Wiederholung.

Diese (die meditativen Methoden) haben für sich allein genommen den Vorteil, dass sie praxis-, also auch körpernäher sind (was wir ja eingangs gewünscht haben), dafür aber den Nachteil, dass sie viel zu sehr vom Bewussten oder besser: Gewussten, also schon vorgegebenen Sinn, Thema, Gedanken ausgehen. Sie haben eine schon zu sehr bestimmte Form. Sie sind zwar bildhafter, plastischer, anschaulicher, *virtueller* (mehr auf das STRAHLT bezogen), und sie sind also auch praxisnäher, vernachlässigen aber das von der Psychoanalyse für so wesentlich und wichtig angesehene und mehr worthafte, symbolbezogene, *rhetorische* (das SPRICHT), aber eben doch noch weitgehend unbestimmt belassene Unbewusste. Dennoch – gerade wegen der Praxisnähe – werden wir uns auch auf diese meditativen Methoden stützen. Bevor wir jetzt zu den

---

[53] Nochmals: Die *Übertragung* ist ein zentraler Begriff in der Psychoanalyse. Gemeint sind Bedeutungen aus früheren oder anderen Bereichen, die vom Patienten auf den Psychoanalytiker „übertragen werden". In diesem Sinne ist der Psychoanalytiker ein ideales Übertragungsobjekt.

Übungen kommen noch eine kurze Zusammenfassung des bisher Gesagten.

Naturwissenschaften wie etwa die Neurowissenschaften, aber auch die Religionen und Philosophien genügen nicht mehr für das Verständnis von seelisch-körperlicher Krankheit und deren Behandlung. Was die wissenschaftliche Verständnisseite angeht, eignet sich hierfür ideal die Psychoanalyse. Was die mehr praktische, die Behandlungsseite angeht, empfehlen sich meditative Übungsverfahren. Auf den ersten Anhieb scheinen sich aber therapeutische Methoden wie die Psychoanalyse und die Meditation (z. B. autogenes Training) total zu widersprechen. Aber es genügt jedoch schon eine einfache Betrachtung, um zu sehen, dass beide doch das gleiche betreffen und sehr ähnlich sind: So hört der Analytiker mit - wie Freud es nannte - „gleichschwebender Aufmerksamkeit" seinem Patienten zu, während in der Meditation der Übende selbst mit ebenso schwebender Aufmerksamkeit in sich hineinhorchen muss. Genau so entsprechen die „freien Assoziationen", die freien Einfälle in der Analyse, dem freien Auftauchen von Einfällen in der Meditation, insofern diese durch eine einfache Anleitung geführt werden.[54] Lediglich in dem therapeutischen „Geführtwerden" besteht ein Unterschied. Denn der Analytiker ist während der Anwendung des psychoanalytischen Verfahrens viel mehr persönlich gegenwärtig (als *Übertragungs*-Objekt und als Deuter), während in der Meditation die physische Person des Lehrers in den Hintergrund tritt. Hier findet die *Übertragung* sozusagen in den reinen virtuellen Raum hinein statt.

Sowohl die Psychoanalyse wie auch die meditativen Verfahren stützen sich auf zwei – im Grunde genommen gleiche - Grundkräfte, -triebe, -prinzipien, die ich also in der 3. Person Singular das „STRAHLT" (Es Scheint) und das „SPRICHT" (Es Verlautet) nenne. Ein Philosoph würde sagen (und auch ein Psychoanalytiker

---

[54] Dem Wort „geführt" widerspricht nicht, dass man in der Meditation versucht, „Einfälle" möglichst auszuschalten. Sie lassen sich eben nie ganz ausschalten und nach einer Zeit der Meditation treten ja auch wieder viele Gedanken auf, die die nächste Meditation wieder beeinträchtigen können.

drückt sich so aus): man muss sich die Dinge, die Welt so denken. So, dass sie wie aus diesem Dualismus aufgebaut sich darstellt.[55] Nun aber werden wir aus der Psychoanalyse und den meditativen Methoden ein eigenes, neues Verfahren erstellen, das all diese theoretischen Schwierigkeiten vereinfacht und das uns die Dinge nicht nur so denken, sondern sie auch direkter, physisch näher, praktischer erfahren lässt.

Nunmehr jedoch – um wie gesagt in der Theorie nicht zu weit auszuufern - empfehle ich jetzt eine Vorübung der beiden angekündigten Übungen zu machen. „Radit" heißt lateinisch STRAHLT, „Dicit" SPRICHT. Wenn wir beide zu „Radicit" zusammenziehen, haben wir zwar noch kein ganz echtes FORMEL-WORT (dessen Charakter besteht in einer wissenschaftlich präziseren und klaren Zusammensetzung), aber eine für den ersten Übungsschritt brauchbare Formulierung.[56] Wenn man sich nun (evtl. mit geschlossenen Augen) hinsetzt, langsam, monoton und nur in Gedanken das „Radicit" wiederholt und gleichzeitig ein bisschen darauf achtet, ob man etwas, das den Charakter des STRAHLT hat, wahrnimmt, wird man eine Entspannung, vielleicht sogar schon eine leichte Katharsis bemerken. Das langsame, monotone Wiederholen des „Radicit" fördert den Rückzug nach innen und damit das Auftauchen der STRAHLT - Erfahrung, die nichts mit den Augen zu tun hat, sondern eben etwas mit dem unbewussten Körper-Bild. Das wird später noch ausführlicher erklärt werden, für den Anfang mag eine kleine Erfahrung genügen. Nach einiger Zeit macht man dann die gleiche Übung mit dem SPRICHT. Während man im Hintergrund noch langsam (evtl. mit kleinen Unterbrechungen) das „R-a-d-i-c-i-t" wiederholt und die beginnende Katharsis spürt, achtet man darauf, etwas von der Art eines Tones, Klanges, Verlau-

---

[55] Der Philosoph J. Derrida tut dies tatsächlich ebenso: für ihn ist das STRAHLT „die reine Realität", also die Realität in ihrer reinsten, direktesten Form und das SPRICHT „die reine Lust", also das ureigentlichste Genießen, das Genießen des Körpers als solchem, die Lust ohne Objekt.

[56] Es stecken bereits mehrere sich überschneidende Bedeutungen in diesem Ausdruck, aber sie sind linguistisch nicht exakt genug (siehe später bei der Erklärung des FORMEL-WORTES)

tens zu vernehmen (die Umgebung muss natürlich anfänglich ruhig sein), das von tief innen her zu kommen scheint. Auch hier stellt sich eine entspannende Konzentration ein und manchmal fließen die Übungen ineinander über (es gibt dann so etwas wie ein „wirkliches Radicit", ein STRAHLT, das SPRICHT oder umgekehrt). All dies soll jetzt nicht weiter verwundern, sondern nur eine Ersterfahrung darstellen, um das Ganze der *Analytischen Psychokatharsis* auch von der Praxisseite her besser zu verstehen.

Verwendet man also in der Meditation Formulierungen, die sich am Rande der Sprachlichkeit bewegen und wissenschaftlich genau dem psychoanalytischen (besser noch: dem psychoanalytisch - linguistischen) Konzept entsprechen (die bereits erwähnten FORMEL-WORTE), kann man auch diesen noch restlichen Unterschied zwischen Psychoanalyse und meditativen Methoden vernachlässigen und überwinden. Denn letztlich besteht die „Gegenwärtigkeit" des Meditations-Lehrers genau so wie die des Analytikers in erster Linie in der Struktur von etwas stark Symbolischem, Worthaften, Bedeutungsbezogenem. Der Lehrer ist nicht die Figur, die nur fertiges Wissen im Kopf hat. Er ist vielmehr – wie die Psychoanalytiker sagen – das „Objekt der Übertragung", d. h. unbewusste Bedeutungen (*Virtuelles*) werden vom Schüler, Patienten, auf ihn übertragen und können so von ihm zur Deutung (*Rhetorisches*) gebracht oder gelenkt werden. „Objekt der Übertragung" und „Deutung" dieser Übertragung sind konzentriertestes Symbolisches, Signifikantes, Essenz des Worthaften, des SPRICHT, aber auch des Bildhaften, *Virtuellen*, das STRAHLT schlechthin. Sie sind nicht einfach nur Gegebenheiten, Figuren, Formen, sondern sind mit Bedeutung aufgeladen, so wie etwa in der Antike das Delphische Orakel. Dort konnte man an eine Priesterin (Objekt der Übertragung) eine Frage stellen, die dann mit einem kryptischen Satz (Deutung) beantwortet wurde. Und so ist es auch mit dem Lehrer in der Meditation: er gibt ein kryptisches Wort, gegen das man an-meditieren muss, um es aufzubrechen und mit eigenem Beitrag zu lösen. Den gleichen Vorgang nennt man in der Psychoanalyse das „Durcharbeiten", was natürlich modernen wissenschaftlichen Ansprüchen genügt (während das Delphische Orakel und auch die meisten Meditationstechniken mythisch aufgebaut sind).

Die Verwendung dieses schlechthin Symbolischen, komplex Worthaften verbindet sich also mit dem anderen Teil des Unbewussten, dem mehr virtuell Bildhaften zu einer geradezu idealen Kompaktheit, Festigkeit, ja, fast müsste man sagen: es verknotet, verdichtet, verdeutlicht sich dazu. Deswegen könnte man es in Gegenüberstellung zum Übertragungs-Objekt der klassischen Psychoanalyse ein „Deutungs-Objekt" nennen. Es nimmt Bedeutung an, Deutung, die Sinn vermitteln kann. Wenn die gerade erwähnte Vorübung etwas Wesentliches vermittelt hat, dann ist es nicht nur so etwas wie ein Entspannungsgefühl, sondern auch eine Art von Geometrie, noch besser Topologie,[57] also eine elementare, direkt erfahrbare Struktur, die zu einem „Deutungs-Objekts" werden kann. Auch das früheste Tasten und auch alle anderen frühesten Wahrnehmungen werden nach der gleichen Art, nämlich urstrukturell, „topologisch" im Psychischen organisiert, gespeichert oder verarbeitet. Deswegen meine ich, ist es besser statt vom *Schautrieb* einfach direkt nur vom ES SCHAUT, ES STRAHLT zu sprechen, von etwas, das wie eine Wahrnehmungsstrebung, wie Wahrnehmungslinien in uns ein und von uns ausgeht. Bei der primärsten Art der Wahrnehmung ist das Geschaute und das SCHAUEN noch sehr ähnlich. Man kann dies z. B. ganz gut beim sogenannten „Blindsehen" (Neglect-Syndrom) verstehen. Personen, deren Sehrinde im Gehirn zerstört ist, können trotzdem mit dem Rest des Gehirns noch „sehen", obwohl das Bild auf der Netzhaut und im Gehirn nicht mehr verarbeitet werden kann. Sie „sehen" rein gefühlsmäßig oder besser: sie „sehen" mit dem, was im Gehirn den Dingen außen irgendwie identisch ist, sie „spiegeln" einfach neurologisch, *virtuell*. Es findet ein STRAHLT statt, aus

---

[57] Die Topologie ist die Lehre vom Räumlichen, auch Nicht - Euklidische oder Gummi - Geometrie genannt. Ein Dreieck kann z.B. auch gebogene Linien haben, so dass die Winkelsumme mehr oder weniger als 180 Grad beträgt. Wenn wir uns das Psychische als „topologisch" organisiert denken, ja spüren, heißt dies, dass es durch sehr flexible, dehnbare, Muster, Formen oder Zeichen aufgebaut ist.

dem diese Patienten Informationen der Umgebung entnehmen. Für die *Analytische Psychokatharsis* genügt es, dass es einfach bei diesem STRAHLT bleibt und nichts sonst „visualisiert" oder „gesehen" werden muss. Es hat Objektcharakter und kann im Zusammenhang mit dem SPRICHT klare Bedeutung annehmen.

Dieses STRAHLT wird in der Meditation (oft im Mittelpunkt stehend) meist mit mystisch, mythischen Ausdrücken wie „Licht" bezeichnet. Es hat aber absolut nichts mit Licht wie wir es wissenschaftlich verstehen zu tun und solche Ausdrücke sind daher nur verwirrend. Denn es geht ja wie gerade beim Neglect erwähnt nicht um ein wirkliches Sehen, sondern um ein „Sehen" in Anführungszeichen, um ein unbewusstes Wahrnehmen, ein Erfühlen, geometrales, topologisches Erfassen. So ein Begriff wie der des (inneren) „Lichts" sind vielleicht poetisch schön, verführen aber zum Beispiel zu visuellen Imaginationen, die nicht nötig sind und schaden. Ich werde dazu noch genauere Hinweise bringen.

Auch der andere Teil der „Deutungs-Objekts", das Worthafte, der *Sprechtrieb,* Entäußerungstrieb, ist somit etwas anders zu verstehen, als nur ein Trieb, ein Drang zu Sprechen. Es ist vielmehr um eine allgemeine Strebung zur symbolischen Äußerung, Entäußerung gemeint, ein ES (etwas Objektartiges) , das SPRICHT. Einen derartigen Trieb, eine derartige Strebung, sich sprachlich zu entäußern, gibt es beim Tier nicht (auch für die Wahrnehmung, für das STRAHLT gilt dies, es besteht eine ganz andere Art der Visibilität beim Menschen als es die Wahrnehmung beim Tier ist). Das SPRICHT verdichtet, ja, vollendet aber die Deutung. Es gibt der bedeutenden Erscheinung des STRAHLT - vor allem im Zusammenhang mit den FORMEL-WORTEN - eine wirklich klare Deutung. Nochmals ein kleines Schema, das wieder diese grundlegende Struktur darstellt (Abb. 2).

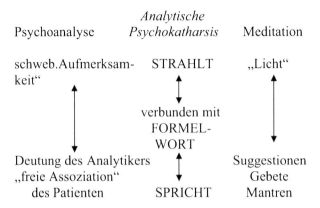

Abb. 2 Schema der Psychoanalyse, der Meditation und der daraus entwickelten Aspekte des STRAHLT und SPRICHT als umfassendere Begriffe für die *analytische Psychokatharsis*.

Jede menschliche Tätigkeit ist irgendwie auch symbolische Äußerung, Verlautung eines komplexeren Zusammenhangs. Nicht umsonst sprechen wir vom Beruf als von etwas, in dem das Wort Ruf, Berufung steckt. Diese Strebung, eine irgendwie nach grammatischen Zeichen geordnete Artikulation zu tun, nenne ich also analog zum STRAHLT auch ein SPRICHT. Genau so finden wir es nämlich auch in der Meditation wieder, wenn etwa Formelworte (Mantren, suggestive Formeln, Gebete, Koans) innerlich, gedanklich, wiederholt vorgesagt werden sollen (diese sind allerdings nicht wissenschaftlich begründet). Dieses SPRICHT, also der zweite Grundtrieb, das zweite Grundprinzip, bildet zusammen mit dem ersten das menschliche Unbewusste (das sowohl Bild- und Worthafte), sowie es auch die Basis jeder Meditation ist. Übt man damit, dann kann man dieses Unbewusste öffnen eben hin zu einem „Deutungs-Objekt".

Dann sieht es tatsächlich so aus wie der eingangs benannte „virtuelle Körper" im Gehirn, nur dass dieser jetzt nicht krank ist sondern rein formal, rein strukturell (*virtuell*) gegeben ist und zudem noch (*rhetorisch*) formuliert ist. Wenn man nun noch die angekündigten FORMEL-WORTE so benutzt, dass sie letztlich auch eine „objektbezogene Deutung", also eine Bewusstwerdung des zugrunde liegenden Problems herausgeben müssen, könnte man vom „virtuellen Körper", der etwas aussagt, auch direkt als von einem virtuellen Psychotherapeuten, Lehrer, sprechen. So wird der Meditationslehrer in früheren zen-buddhistischen oder yogischen Methoden tatsächlich gesehen (man nennt dies dort die Astro-Mental-Ebene). All dies wird im Folgenden verständlicher werden, indem gezeigt wird, dass die FORMEL-WORTE selbst nach wissenschaftlichen Kriterien (psychoanalytisch, linguistisch, semiotisch etc.) verknotete Silben, Wortteile und Buchstaben sind und wie ein „inneres Sprechen" funktionieren. Natürlich ist dann das Erscheinen des Lehrers in Form einer Art von Halluzination nicht nötig. Dies würden wir wissenschaftlich eher eine visualisierte Übertragung nennen, die aufgelöst werden muss (hinterfragt werden muss, wen und was sie wirklich bedeutet). Um nun wirklich zu erklären, wie es zu dem direkt erfahrbaren, handhabbaren „Deutungs-Objekt" kommt, muss ich endlich das Wesen der FORMEL-WORTE darstellen.

Weitere Ausführungen und erneut ein praktischer Versuch

Nun sind wir also der Kombination von Psychoanalyse und Meditation und den angekündigten FORMEL-WORTEN schon näher gekommen. Das STRAHLT / SPRICHT stehen sich also als Grundstrebungen unserer selbst trennend / verbindend gegenüber, egal, ob wir Psychoanalyse üben oder Meditation. Denn wenn ich nun das Wesen des FORMEL-WORTES erklären werde, wird klar sein, dass es sich bei dem neuen Verfahren lediglich um eine Psychoanalyse „andersherum"[58] handelt und ebenso um eine neue, wissenschaftlich begründete Form der Meditation, die im Gegensatz zu herkömmlichen Methoden, das Denken nicht völlig ausschaltet, sondern ein „konjekturales Denken" ist, ein Denken in –

---

[58] Dies ist auch der Titel eines Seminars von J. Lacan. L´envers de la Psychanalyse (1991). Gemeint ist, dass das FORMEL-WORT so aufgebaut ist, dass es die für die Psychoanalyse so typischen „freien Assoziationen" bündelt und so direkt in die Nähe einer Deutung, einer Interpretation zwingt

sehr präzisen – Vermutungen. Ich will damit klarmachen, dass es sich bei der *Analytischen Psychokatharsis* nicht um irgendwelche halbwissenschaftlichen Psychotherapien oder um Meditationsmethoden handelt.

Die FORMEL-WORTE entsprechen exakt dem Unbewussten, von dem Lacan sagt, dass es „strukturiert ist wie eine Sprache, wie die Sprache des *Anderen*". Das Unbewusste ist letztlich durch diese Kombinatorik von STRAHLT/ SPRICHT, „topologisch", ja, man könnte fast sagen hieroglyphisch (so wie Bild-Wort-Zeichen)[59] verfasst. Wir wissen dies insbesondere von den Bild-Wort-Zeichen des Traums, den ja Freud als die via regia zum Unbewussten bezeichnet hat. Aber auch bei einfachen Versprechern kann man dies beobachten. So erzählte einmal Heinrich Heine die Geschichte eines Mannes, der mit seiner Bekanntschaft des reichen Baron Rothschilds prahlen wollte. Er wollte sagen, dass er mit ihm wie „familiär" verbunden sei, sagte aber: „ich bin mit ihm so „famillionär". Die Wahrheit, dass es doch die Millionen sind, die ihn faszinierten, rutschte so aus dem Unbewussten heraus. Wie im „famillionär" eine Mehrfachbedeutung steckt, so auch in den FORMEL-WORTEN, die aus drei oder mehr bildhaften Bedeutungen (Vorstellungen) bestehen, jetzt aber umgekehrt wie der Versprecher im obigen Beispiel benutzt werden, nämlich konstruktiv. Indem das FORMEL-WORT nur eine Formulierung bildet, obwohl eine Mehrfachheit an Bedeutungen in dieser Formulierung, in diesem Wort-Zug des FORMEL-WORTES steckt, weckt es das Unbewusste. Das heißt, dieser eine Wort-Zug hat mehrere Schnittstellen, und liest oder spricht man ihn von jeweils einer anderen Schnittstelle aus, kommt immer eine andere Vorstellung heraus, genau so also, wie in dem oben genannten Beispiel: man kann familiär, Millionär oder eben „famillionär" heraushören.

---

[59] Dabei steht das Bild wieder mehr für das erste, tiefere Unbewusste, das Wort mehr für das Vorbewusste. Es gibt jedoch geringe Vermischungen.

fa mil i är
mil l i on är
fa mil l i on är

Abb.3 Die Vielschichtigkeit dreier Bedeutungen entsprechend ihrer klang-bildlichen Struktur unter einander geschrieben.

In dieser Mehrfachheit von Bildern und Worten funktioniert also das Unbewusste. Es ist nichts anderes als eine Kombination des Bild- und Worthaften in eben dieser Form von Schnittstellen, wie wir sie auch aus der modernen Computertechnik kennen. Dort ermöglicht eine Schnittstelle den Austausch zwischen zwei oder mehr Systemen. Übt man durch gedankliches Wiederholen ein derartiges - jetzt jedoch wie gesagt ein konstruktiv, wissenschaftlich aufgebautes - FORMEL-WORT, so greift dieses nun genau in die bereits vorhandenen Schnittstellen des ja genauso verfassten Unbewussten (Bild / Wort, STRAHLT/ SPRICHT) ein, und kann dieses öffnen und modulieren.

Das Gleiche lässt sich auch durch ein reines Bild darstellen, indem die Schnittstellen durch Linien ausgedrückt sind und so die Vielschichtigkeit des Unbewussten wie in der obigen Abbildung malerisch sichtbar gemacht ist. Hier (in der Abb. 4) ist jetzt also einmal das rein meditativ Bildhafte dargestellt. Der Titel „Hund/Mensch" hilft weiter dazu, das Ganze auch wieder in Richtung des Worthaften zu schieben. Bild und Titel sind dann fast so etwas, was ich gerade vorhin ein „Deutungs-Objekt" nannte. Es ist ein bildhaftes Objekt, dass durch seine „Strahlen-Linien" schon etwas Bedeutung annimmt und durch den worthaften „sprechenden" Titel dann endgültig Bedeutung, Deutung wird, die einen sehr konkreten Sinn annimmt.[60]

---

[60] Ich könnte mir den Sinn so vorstellen: der Hund dreht und verknotet sich – mühselig und mehrfach, bis schließlich im Sinne der Evolution daraus ein Mensch wird.

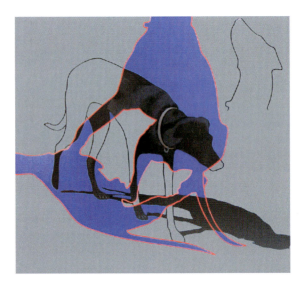

Abb. 4 In diesem Bild von T. Heydecker findet sich durch Schatten- und Formkombination das Thema „Hund" variiert. Ja, eine eigenartige Ästhetik entfaltet sich in diesem Linien- und Farbenspiel, das sogar eine Andeutung an die sich aufrichtende Gestalt des Menschen beinhaltet. Genau so muss man sich das frühe, eben noch mehr bild- als worthafte Unbewusste vorstellen. Es zeigt einem direkt die Fragwürdigkeit normaler, alltäglicher Sinneswahrnehmung und dass der Mensch daraus ein Bild von sich selber machen muss. Dieser Vorgang der Menschwerdung kann auch in sehr bildhaften Gedanken vor sich gehen, und eben dies nenne ich das „konjekturale Denken". In diesem Bild kommt natürlich der worthafte Anteil etwas zu kurz. Erst der Titel „Hund / Mensch" vollendet das Ganze in Richtung auf einen Schluss dieses Denkens.

Ein derartiges FORMEL-WORT, das nunmehr bild- und worthafte Elemente vereint (wenn auch hier anders als in der gerade gezeigten Abbildung wiederum die bildhaften etwas zu kurz kommen und die worthaften etwas mehr dominieren) und das aus der lateinischen Sprache stammt, die sich dafür besonders eignet, lautet beispielsweise:

AL-IT- ER -AS-UM

Der bildhafte Charakter dieser Formulierung ist zwar wie gesagt nicht sehr ausgeprägt, kommt aber noch besser in der weiter unten gezeigten Kreisschreibung heraus. Immerhin sind die Buchstaben, die Silben in dieser etwas stilisierten Schreibweise ja durchaus etwas Bildhaftes und dass auch klare Worte darin stecken, wird der Lateinkenner sofort sehen. Um aber jetzt nicht wiederum in der Theorie zu weit zu gehen, werde ich den worthaften Aspekt dieser lateinischen Formulierung und deren wissenschaftlich präzisen Hintergrund gleich anschließend ausführlich erklären. Vorerst also jetzt wieder die erste (von insgesamt zwei) aus den bisher gewonnenen Erkenntnissen geformte praktische Übung, um auch sofort mit einer weiteren praktischen Erfahrung zu beginnen.

Es ist ja auch die Praxis, die im Vordergrund stehen soll, wenn es um die Behandlung seelischer Störungen geht, die sich körperlich ausdrücken. Eben gerade die Tatsache, dass sie sich körperlich ausdrücken, heißt ja, dass theoretische Überlegungen und auch die meisten Therapien der Seele nicht ausreichend geholfen haben. Die praktische, körperlich fast spürbare Seite muss mehr betont werden. Bei der *ersten Übung* nun wird - wie etwa beim autogenen Training und wie bereits in der Vorübung ausprobiert - in einer bequemen Sitzhaltung (und anfangs vielleicht besser bei geschlossenen Augen) darauf geachtet, ob man so etwas wie ein ES STRAHLT wahrnehmen kann. Die Formulierung, man solle ein „Licht" wahrnehmen, wie es bei vielen Entspannungsverfahren empfohlen wird, ist wie schon erwähnt etwas unglücklich und widersprüchlich. Schließlich handelt es sich ja nicht wirklich um Licht. Der Begriff des STRAHLT, einer Form des unbewussten SCHAUENS, SCHEINENS ist hier tatsächlich besser, und wird von den meisten Menschen schnell realisiert.

Die franz. Psychoanalytikerin E. Dolto sprach in diesem Zusammenhang auch vom „Körperbild", also von etwas, das sich vom Körper wie dessen eigenes Bild, wie dessen eigenes STRAHLEN abheben würde, man kann dies manchmal auch mehr empfinden, fühlend erfassen, als „sehen". Es geht um das Bild, das man ständig vom eigenen Körper hat eben auf Grund all der Wahrnehmungen, die wie verknotet (topologisch) in uns organisiert sind. Egal, auf jeden Fall werden, während man auf dieses irgendwie geartete STRAHLT achtet, gleichzeitig langsam das oder die sogenannten FORMEL-WORTE gedanklich wiederholt. Es genügt, dass diesem ES STRAHLT irgendwie dieser Charakter des Bildhaften zukommt, auch wenn es schwarz hinter den geschlossenen Augen bleibt; es geht nicht darum, sich die Worte ES STRAHLT vorzusagen, und es hat auch nichts mit den Augen zu tun. Es geht nur um ein passives darauf Achten, ob irgend etwas, das diesem Charakter eines STRAHLT zukommt, wahrnehmbar ist, während man also nunmehr das oder die FORMEL-WORTE in Gedanken wiederholt, die den Charakter dieses idealen Meditations-Objektes (psychoanalytisch: Übertragungsobjektes) besitzen.[61] In dieser Übungsphase geht es nur darum, etwas vom Charakter des STRAHLT wahrzunehmen und dabei die FORMEL-WORTE mental zu wiederholen.[62]

Nochmals: nach einiger Zeit des Sitzens und entspannten Achtens stellt sich bei jedem Menschen das Phänomen von etwas her, das man das STRAHLT einer zunehmenden Entspannung nennen kann und das nunmehr noch weiter vertieft wird, wenn man gleichzeitig das FORMEL-WORT gedanklich übt. Das STRAHLT oder SCHEINT, dieses „glimmerige" Etwas, ist – wie mehrfach betont – eine Art von primärster Wahrnehmung und immer bei jedem Men-

---

[61] Erst im Zusammenhang mit der SPRICHT-Übung entsteht das, was ich ein „Deutungs-Objekt" genannt habe.

[62] Der in der Psychoanalyse bekannte Widerstand gegen die Aufdeckung des Verdrängten spiegelt sich allerdings oft auch in einem Widerstand gegen die FORMEL-WORTE wieder. So hat z. B. einer meiner Schüler immer wieder betont, er müsse bei der genannten Formulierung – bayerisch ausgedrückt – immer denken: „An Liter Asum, bitte". Bei anderen FORMEL-WORTEN sind mir ähnliche „Verschiebungen" geboten worden. Ich sage dann immer: Alle Assoziationen sind erlaubt, für das Üben sollen sie jedoch – auch die lateinischen - zurücktreten. Bleibt eine im Vordergrund erhalten, muss man diesen Widerstand eben psychoanalytisch hinterfragen. Für das „An Liter Asum" war das nicht schwierig: es handelte sich um einen Alkoholiker.

schen bereits unbewusst vorhanden. Um der praktischen Erfahrung wegen und um nicht anfänglich schon in lauter Theorie stecken zu bleiben, empfehle ich jetzt diese erste Übung einmal durchzuführen. Sie besteht also darin, etwas, das dem Charakter eines STRAHLT zukommt (ohne den Einsatz der Augen, ohne aktives Imaginieren) zu erfahren und gleichzeitig diese Formulierung des A.L.I.T.E.R.A.S.U.M langsam monoton gedanklich und stets erneut zu wiederholen.

Dieses STRAHLT ist die Erfassung eines prinzipiellen Triebes, einer Art von Primärwahrnehmung, und man muss dazu nichts anderes tun als etwas wach zu träumen, als nähme man etwas vom eigenen Körperbild wahr, den Schimmer eines beginnenden Traums – egal: eine derartige Erfahrung wird sich immer nach einiger Zeit einstellen, denn es handelt sich ja um das, was die Psychoanalytiker eben den Primärvorgang des *Schautriebs* nennen, also etwas, das eigentlich immer da ist und beim normalen Sehen nicht erfasst wird. Sitzt man aber entspannt da, wird man es irgendwie bemerken. Die Mystiker sprachen auch vom „schwarzen Licht", weil sich selbst bei geschlossenen Augen etwas vom Dunkel hinter den Augen als schwarze „Farbe" abhebt, von diesem STRAHLT erfassen lässt. Wie schon betont, kann das STRAHLT aber auch in Form des „rieselnden" Körperbildes mehr als ein Spüren wahrgenommen werden. Und dies alles geschieht um so leichter und um so mehr, wenn man dabei langsam monoton AL-IT-ER-AS-UM gedanklich wiederholt, weil nunmehr beide Vorgänge sich gegenseitig aufschaukeln.

Bevor ich jetzt die *zweite Übung* erkläre, doch wieder kurz zurück zur Theorie und endlich zu einer genauen Erklärung über das Wesen des FORMEL-WORTES. Denn ohne dass der gesamte Vorgang auch klar verstanden worden ist, hat alles keinen Zweck. Der Intellekt soll das Verfahren genau so erfasst haben wie der praktische Moment erfahren werden muss. Denn nur dann kann der Intellekt während des Übens ruhig sein und muss sich nicht ängstlich nach den tatsächlichen Hintergründen fragen. Trotzdem – soviel nochmals vorweg – mit Mystik hat dies nichts zu tun, eben weil der Intellekt immer wieder eingeschaltet werden kann, wenn wirklich Fragen auftauchen. Wie die Praxis immer wieder geübt werden kann, so kann die Theorie immer wieder bedacht und hinterfragt werden. Ein derartiges Vorgehen verzögert nur scheinbar den Ablauf der Übungen. Das Denken (das dadurch „konjektural" genannt werden kann) soll ja mitwachsen und sich vertiefen.

Was hat es nun mit dem FORMEL - WORT ALITERASUM auf sich? Die nebenstehende Abbildung zeigt es. Man weiß nicht, von welchem Buchstaben an man zu lesen beginnen soll, denn es kommt jedes Mal eine Bedeutung heraus, und zwar jedes Mal eine andere. Ich hätte also so das FORMEL - WORT auch S-U-M-A-L-I-T-E-R-A schreiben können oder I-T-E-R-A-S-U-M-A-L. Es ist egal, wo man (im Uhrzeigersinn) zu lesen anfängt, denn beim stetigen gedanklichen Wiederholen kommt man sowieso zu einer Formulierung, wo sich das Wesen des FORMEL-WORTES am besten durch die Kreisschreibung zeigt. Man muss ja am Ende wieder von vorne anfangen. Auch wenn es zum Teil unsinnige Bedeutungen sind, die sich darin enthalten finden, sind es doch echte Bedeutungen.

So steckt in der lateinischen Formulierung AL-IT-ER-AS-UM z. B.: Aliter asum, als Anderer bin ich nicht zugegen, aber auch: summa litera, der höchste Buchstabe, weiter: malit erasum, er will lieber das Ausgelöschte, era sum alit, ich bin diejenige, die ernährt, litera sum A, ich bin der Buchstabe A. Noch zahlreiche weitere Bedeutungen stecken darin, die alle letztlich unwichtig und auch manchmal etwas unsinnig sind. Man muss die Formulierung stets nur von einer anderen Stelle aus lesen. Doch es ist wie mit dem Versprecher oder dem Traum, der ja auch unsinnig ist und aus dem man in der Psychoanalyse dennoch einen wichtigen versteckten Sinn herausziehen kann. Wir üben ja nicht die einzelnen Vorstellungen, sondern nur die geschlossene, einheitliche Formulierung.

Die Zerlegung an den Schnittstellen dient lediglich der wissenschaftlichen Begründung und dem intellektuellen Verständnis des Aufbaus der FORMEL-WORTE: dass sie nämlich genauso strukturiert sind wie das Unbewusste, dass alle Vorstellungen zusammen keinen durch irgendeine bewusste Konstruktion herzustellenden Sinn ergeben, so wie der Unsinn im Traum – (oder im Beispiel das „famillionär") sich ebenso aus verschiedenen unbewussten Vorstellungen zusammensetzt. Und doch zieht – wie gesagt - der Analytiker gerade aus dem Unsinn den (darin versteckten) eigentlichen Sinn. Wenn wir uns auf das intellektuelle Verständnis dieser FORMEL-WORTE, die am Rande der Sprachlichkeit stehen, stützen, so deswegen, weil wir heute in einer Zeit leben, wo wir mehr mit Intellekt und Wissenschaft vertraut sind, als mit dem Ur-Glauben früherer Zeiten. Damals gehorchten wir einem heute meist nicht mehr passenden z. B. von einem Gott gegebenen Sinn. Ich habe in einer umfangreichen Veröffentlichung darauf hingewiesen, dass die Religionsstifter sich wahrscheinlich sogar ähnlicher Meditationen wie der hier mittels der FORMEL-WORTE dargestellten bedient haben, sie haben sie nur nicht wissenschaftlich erklärt und verwendet und konnten sie daher nicht so ausdrücken. Aber auch die Psychoanalytiker haben die Struktur des Unbewussten noch nicht exakt so gesehen.[63]

Nochmals also: beim FORMEL-WORT ist die bildhafte Struktur der Buchstabenreihe genau so wichtig, wie die worthafte Struktur, die durch die darin enthaltenen Bedeutungen gegeben ist. Wenn auch für das Unbewusste die bildhafte etwas zu kurz kommt – sie ist in dem oben gezeigten Bild-Beispiel „Hund / Mensch" natürlich viel besser (bildhaft anschaulicher) zu sehen – so ist sie doch ausreichend. Denn das Bild allein ist wiederum in erheblichem Maße zu vieldeutig, es könnte lediglich durch einen treffenden Titel ergänzt werden. Aber ein Bild mit Titel könnten wir wiederum nicht in einem Übungsverfahren verwenden und deshalb ist das FOR-

---

[63] Hier nochmals eine Bemerkung zu der anfangs benutzten Formulierung des „Radicit". Im Kreis geschrieben können wir hier auch „tradici" (ich übersetzte), „citra di" (diesseits von di), „radicis" (vom Ursprung) etc. herauslesen, es ist aber nicht so exakt.

MEL-WORT in Kreisschreibung vielleicht die beste bild-worthafte Kombination.

Wir sitzen also in bequemer Haltung und wiederholen in Gedanken langsam dieses oder mehrere (von mir auch an anderer Stelle veröffentlicht) so geartete FORMEL-WORTE, während wir gleichzeitig darauf achten, ob wir irgend etwas bemerken können, ein Körperbild oder -gefühl, etwas Visibles, kurz: etwas, das einem STRAHLT zukommt. Evtl. muss man einige Zeit ohne Anspannung darauf warten, bis sich dieser „2. Blick", der nichts mit den Augen zu tun hat, einstellt, und der immer vorhanden ist. Viele Menschen kennen diese Computerbilder, die man mit einem ähnlichen „2. Blick", nämlich einem etwas wie in die Ferne gehenden „leeren" Blick anstarren muss, und die uns enthüllen, dass wir tatsächlich noch einen unbewussten „Blick" haben. Wie gesagt ist es eigentlich kein Blick, sondern ein „Raum-im-Raum-Gefühl", ein SCHAUEN, ein STRAHLT oder das „Rieseln" des Körperbildes. Diese erste Übung behalten wir etwa 10 min bei.

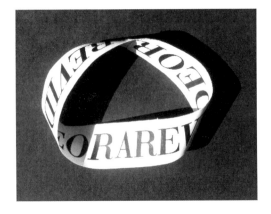

Abb. 5 In dieser Abbildung ist ein (anderes) FORMEL-WORT auf ein Möbiusband geschrieben. Dieses Band stellt die Knoten-Topologie des Unbewussten ideal dar, indem es nur eine Fläche und nur einen Rand hat. Zudem ist auch noch gezeigt, wie entsprechend verschiedenen Schnittstellen (bei denen die Buchstaben auf die andere Seite zu wechseln scheinen, obwohl es nur eine Seite gibt) die Bedeutungen variieren können. (Hier ist allerdings ein anderes FORMEL-WORT verwendet).

Jetzt also die *zweite Übung*: bei dieser zweiten Übung, wird einfach auf das ES SPRICHT konzentriert, also nicht auf eine Stimme, was unsinnig wäre, sondern auf den Appell, Anruf, „Laut", „Ton", der sich unbewusst in uns artikuliert, entäußert, indem er sich an den *Anderen* als solchem richtet. Will man aber doch aus Anschaulichkeitsgründen bei dem Begriff „Stimme" bleiben, könnte man auch sagen, dieses SPRICHT besteht - ähnlich dem FORMEL-WORT - aus drei oder mehr sich verknotenden „Stimmen". Schon Sokrates stützte sich - wie Lacan treffend bemerkt - in seinem therapeutischen Verfahren, seinen Gesprächen, erstens auf die Stimme des Sklaven (im Menon zieht Sokrates aus dem Sprechen eines Sklaven das Wissen über die Quadratwurzel). Aber dann stützte sich Sokrates auch noch auf die Stimme seines „daimonions", seine „innere" Stimme und schließlich ja noch auf seine eigene, seine sich äußernde Philosophen-Stimme. Ebenso stützte sich Freud auf „die Stimme der Wissenschaft", zweitens auf die seiner Patienten und drittens ebenfalls seine eigene vortragende und deutende Stimme. In dem von mir inaugurierten Verfahren stütze ich mich auf die Stimme der Topologie (auf die „Stimme des Objekts", wie es Lacan vom psychischen Objekt sagt. An anderer Stelle sagt er auch, dass sich das Subjekt im „Gebot der Stimme" vollendet, im *Sprechtrieb*. Ich benutze hier den Begriff des „Deutungs-Objekts"). Sodann stütze ich mich auf die Stimme der verschiedenen Bedeutungen im FORMEL-WORT und schließlich ebenfalls auf die, mit der ich mich hier in einer bisher noch nicht veröffentlichten Form äußere (dies war jetzt nur eine kurze theoretische Einlassung am Beispiel der „Stimme").

Der Philosoph Heidegger sprach hier vom „Geläut der Stille", was vielleicht noch besser ausdrückt, was mit dem SPRICHT gemeint ist, wenn es auch etwas vordergründig religiös klingt. In vielen Meditationen wird vom „Laut" gesprochen, aber diese Begriffe sind leicht missverständlich, weil diese Übung nichts mit einem physischen Laut zu tun hat. Es handelt sich vielmehr um etwas, das Lacan auch das „universale Gemurmel" in unserem Unbewussten nennt. Dieses besteht eben aus den Resten des Gehört- und Gesprochenen und den nicht zu Ende gebrachten Gedanken im Unbewussten. Wir jedoch konzentrieren uns nur auf den Appell dieses „Gemurmels", auf diese linguistische, fast musikalische Resonanz unserer unbewussten Gedanken und erhalten so eine Konzentration auf das SPRICHT (das Verlautet) als solches. Dieses SPRICHT scheint von oben und rechts im Kopfzentrum zu kommen, denn es hat etwas mit unserem Sprachzentrum im linken Gehirn zu tun (deswegen erklingt es auch als Resonanz im rechten Teil. Es hat aber auch etwas mit einer topologischen Orientierung zu tun, die sich im Sprachgebrauch durch die Verwandtschaft von „recht", „rechts", „richtig" ausdrückt).

Kurz noch einmal: wir konzentrieren uns in dieser zweiten Übung auf etwas in uns, das einem SPRICHT gleichkommt, das kein geheimnisvolles Raunen ist, sondern etwas, das uns kon-zentriert, d.h. zusammenzieht auf etwas Ureigenstes von uns selbst, das „Echo des Diskurses" in uns selbst. Vielleicht sollte ich es am treffendsten ein ES VERLAUTET nennen, weil es so für die meisten Menschen am einfachsten zu verstehen und zu realisieren ist. In der Informatik spricht man hier vom „weißen Rauschen", das aber - insofern es sich um den unbewussten Hintergrund handelt - für uns wichtiger ist als das bewusste Rauschen der Information! Es soll ja das Unbewusste klar werden und nicht das Gewusste. Man muss dabei nicht auf etwas achten, das von irgendwoher zu hören wäre, sondern dieses SPRICHT, VERLAUTET (nach Freud könnten wir auch sagen: der Primärvorgang des *Sprechtriebes*) ist immer durch eine Sammlung in Ruhe als solches wahrzunehmen und vermittelt sofort das Gefühl eines inneren Haltes, einer Orientierung, Lotung, vermittels der Resonanz des eigenen Sprech- und Hörsystems. Es ist, als könne man wie von der Ferne her etwas vernehmen, als käme das Echo der eigenen Gedanken in Form eines gebündelten Klang-Stroms zu einem zurück. Nochmals: Es geht nicht um ein „Stimmenhören", sondern im Gegenteil um eine Konzentration, als könnte man gerade das sich hinter der extremen Ruhe, das sich von der absoluten Stille Abhebende vernehmen als den Sinn eines – wie Freud dies nannte – Urverdrängten. Es gibt einen „Ton", auf den man sich konzentrieren kann. Auch diese Übung dauert etwa 10 min. Für beide Übungen zusammen genügen also etwa zwanzig Minuten, und ihr Ziel ist, dass sie sich kombinieren in einer eigenen Erfahrung des Unbewussten.

Nach einiger Zeit des Übens stellt sich tatsächlich etwas Derartiges ein, wie ich es im Umschlagsbild vermittelt habe: Eine Durchschlingung zweier Ur-Kräfte, -Triebe, -Bewegungen, die durch ihren worthaften, *analytischen* und den *kathartischen* Anteil eine immer mehr einheitliche Erfahrung und Aussage vermitteln. Das Erlebnis der *Psychokatharsis* (der Erhebung, des Rieselns, oder auch einer Art Freude, Erleichterung, Entspannung) zeigt meist einen Kulminationspunkt an, an dem man die Übungen wieder beenden kann – was vielleicht besser ist, als sich nur an strikte Zeitvorgaben zu halten. Trotzdem sollte mehr als eine halbe Stunde am Tag nicht nötig sein, um dieses Ergebnis zu haben.

Zusammenfassung und Ausblick

Ich fasse nochmals zusammen. Wir sind ausgegangen von dem von Freud so benannten *Schautrieb* (Wahrnehmungstrieb), den ich in seiner konkretesten, unmittelbarsten Repräsentanz ein STRAHLT nenne, weil dieses direkt so erfahren werden kann. Setzt man sich eine Zeit lang ruhig hin, kann man stets (anfänglich am besten mit geschlossenen Augen) ein entspanntes „Schillern" des eigenen Köpergefühls, Körperbildes wahrnehmen, etwas, das eben den Charakter eines STRAHLT hat. Es hat nichts mit dem alltäglichen Sehen durch die Augen zu tun, und man kann es natürlich am besten dann wahrnehmen, wenn man gleichzeitig ein oder mehrere FORMEL-WORTE übt, weil dies die Entspannung noch mehr verstärkt, beides sich also aufschaukelt. Hat man dies zehn Minuten versucht, wechselt man zur zweiten Übung.

Diese beruht auf dem bei Lacan herausgearbeiteten *Sprechtrieb* (Invokationstrieb). Bei dieser Übung achtet man auf das SPRICHT, einen „Klangstrom", Lacans „universales Gemurmel" rechts oder in der Mitte des Kopfes. Es zieht einen förmlich nach innen und oben und konzentriert den Übenden wie ein Lot in sich selbst. Nach zehn Minuten dieser Übung kann man feststellen, dass alle Aspekte des Verfahrens zusammengehören. Während man die FORMEL-WORTE gedanklich wiederholt, kann man zwischen dem STRAHLT (SCHEINT) und SPRICHT (VERLAUTET) hin- und herschwenken, um sie mehr und mehr in eine feste Kombinatorik zu bringen. Dann fangen die Übungen an, ihr Ziel preiszugeben.

Worin wird nun dieses Ziel, diese Erfahrung bestehen? Kehren wir zu den beiden Grundtrieben zurück. Das STRAHLT wird also mehr einen räumlichen und objektartigen und das SPRICHT mehr einen zeitlichen und deutungsartigen Charakter haben. Zuerst nochmals zum STRAHLT. Es können Bilder, Erinnerungen unserer nicht verarbeiteten Vergangenheit auftauchen. Da wir alle diese Phänomene mit den FORMEL-WORTEN verbinden, werden sie eine gewisse Struktur, primitive Ordnung, Topologie bekommen, so dass wir sie aushalten und erfahren können ohne gleich in den Traum oder Schlaf zu versinken und ohne uns von ihnen ablenken oder verwirren zu lassen. Ich habe diese Erfahrung auch die „Aufmerksamkeit des *Anderen*" genannt, denn wir befinden uns in einem Zustand der Aufmerksamkeit, die wie jenseits von uns herkommt (obwohl sie sich in unserem Kopf ereignet). Und unter „jenseits" versteht der Psychoanalytiker nicht eine andere Welt, sondern eine Welt „andersherum", eine von unserer so differenzierte Welt, wie es einst die Welt der Eltern für uns Kinder war. Und so wie eben einer der Eltern damals ein ganz *Anderer* (geschrieben mit großem A) war, so ist dies auch der Analytiker. Deswegen habe ich hier auch vom *Übertragungs*-Objekt gesprochen. Aber je objektartiger, je rein raumhafter dieser *groß A* wird, desto mehr ist er auch jene *Anders*heit in uns selbst, die unsere Symptome mitverursacht, aber uns auch als reine Katharsis eine befreiende Erfahrung vermitteln kann. Die STRAHLT-Übung hat also etwas mit der Grundstruktur des Raumes, der Räumlichkeit als solcher, dem Hyperraum (ineinandergeschachtelten Räumen) zu tun. Ich kann hier nur auf Freuds bild-räumliche Vorstellung des Unbewussten verweisen, wonach dieses so aufgebaut ist wie wenn die Stadt Rom aus antiken, mittelalterlichen und neuzeitlichen Gebäuden – alle ineinandergeschachtelt – dargestellt würde. Und so auch unsere Erinnerungen, die mehr und mehr zu einem Gebilde, zu einer topologischen Figur zusammenwachsen (Aufmerksamkeit des *Anderen*, reine Struktur des *groß A*), wenn wir üben.

Ja, diese Erfahrung des *Anderen* (die auch *Andersheit* in und von uns selbst ist) führt uns zudem schon zu einer anfänglichen Form des SPRICHT, VERLAUTET, denn wir über ja dabei die FORMEL-WORTE, auch wenn diese noch nicht ein volles Sprechen im Sinne einer Deutung beinhalten. Aber erst wenn wir auch die zweite Übung machen, die mit dem ausschließlichen SPRICHT, beginnt eine andere Erfahrung, die ich den „Ruf, das Wort, den Auftrag des *Anderen*" genannt habe. So lässt das SPRICHT, das Echo unserer „freien Assoziationen" Gedanken auftauchen, die uns in wieder neue Gedankendiskurse führt: letztlich aber - denn alle Gedanken sind in Verbindung mit der ersten Übung (dem STRAHLT samt dem FORMEL-WORT) und bleiben so in Distanz zu dem simplen Alltagsdenken oder Grübeln. Sie lassen auf diese Weise ein zwar eingeengtes, aber klares und konstruktives Denken entstehen, das ich eben die *analytische* Seite der *Psychokatharsis* nenne. Es ist nunmehr nicht mehr ein Denken an dieses und jenes, sondern eines, das bezüglich seiner Alltäglichkeit fast ganz zum Stillstand kommt und gerade dadurch etwas ganz Wesentliches aus dem Unbewussten freigibt. Ein gewisses intellektuelles Nachfragen ist sicher lange Zeit notwendig, um die Methode nicht nur ganz verstanden zu haben, sondern auch durch die Praxis der Übungen und das Verstehen zusammen eine besondere Klarheit und Sicherheit zu erreichen. Dies ist eine Möglichkeit, immer bewusster unsere Tendenzen, Verwicklungen und Intentionen klarer zu formulieren. Und die letzte Klarheit bedeutet nichts anderes als „Aufmerksamkeit und Aufruf, Auftrag des *Anderen*" in einheitlicher Form. Gleichzeitig mit der *kathartischen* Erfahrung findet so auch ein Stück *Psychoanalyse* statt.

Denn in dieser doppelten Natur des *Übertragungs-* und „Deutungs-Objekts", der Aufmerksamkeit und des Wortes, Auftrags des *Anderen* finden wir exakt die Grundelemente sowohl der Psychoanalyse wie der Meditation wieder. Gedanken tauchen auf und binden uns in neue Gedanken ein. Aber entsprechend der Konzentration der Übungen werden sie immer wieder hindurchgezwungen durch die STRAHLT / SPRICHT – Beziehung einschließlich der psycholinguistischen Vorgaben der FORMEL-WORTE, so dass das Unbewusste mehr und mehr einen tieferen Sinn preisgibt, den man auch das „konjekturale Denken" in seiner vollen Bedeutung heißen kann.[64]. Körperlich spürbare Phänomene erscheinen nunmehr verstehbar und benennbar, als seien sie im Körperbild eingeschrieben, als erklärten sie ihre Anatomie, indem sie wie „rieselnd" verspürt werden können.

Ich kann diese Erfahrung durch ein ganz humorvolles Beispiel erläutern: jemand, der diesem Verfahren der *Analytischen Psychokatharsis* sehr kritisch gegenüberstand, es aber dennoch schon einige Zeit übte, hatte plötzlich den wie von ferne her kommenden Gedanken oder die Eingebung oder vermeinte gar es fast gehört zu haben: „Nichts gesagt!" Doch im selben Moment realisierte er natürlich, dass gerade sehr wohl etwas gesagt wurde, nämlich die zwei Worte „Nichts gesagt!" Aber nicht nur dies überzeugte ihn, dass die *analytisch psychokathartische* Methode doch funktioniert, er verstand jetzt auch wie das Unbewusste konstruiert ist: nämlich oft durch Gegenbesetzungen, durch ein „Andersherum" zum Bewussten. Denn bewusst war er ja der Meinung gewesen, dass dieses psychotherapeutische Verfahren eigentlich „nichts sagt", es ist Humbug, Nonsens. Das Unbewusste aber schob ihm im selben Moment eine kleine Offenbarung, eine echte Deutung zu: nämlich dass er einen Widerstand hatte, dass das Unbewusste tatsächlich etwas „Wahres" sagt, weil es wie ein Wort des *Anderen* ist, des *Anderen* in und außerhalb von uns (denn obwohl ihm schon klar war, dass es etwas von ihm, in seinem Inneren war, hatte er doch auch das Gefühl, als habe es ihm ein Lehrer, ein Deuter eingegeben.

---

[64] Konjektur heißt Vermutung, es geht also um ein Denken, das in seinen Vermutungen immer weiter fortschreitet zu einem klaren, der Linguistik des Unbewussten präzise zuzuordnenden Denken. Lacan nannte daher die Psychoanalyse eine „Konjekturalwissenschaft" und so kann man es auch von der *Analytischen Psychokatharsis* sagen.

So erfahren (gehört) ist es nämlich etwas ganz anderes, als wenn der Übende bei sich selbst nach einiger Zeit kritischen Zweifelns den bewussten Gedanken gehabt hätte: ach, vielleicht ist doch etwas an diesem Verfahren dran. Er wäre durch diese äußere Logik nur sehr schwach überzeugt gewesen. Aber als dies wie von tief heraus, wie fremd aus dem eigenen Inneren, ja genau wie die „Stimme des Objekts" um das es hier geht, ihm zukommt, ist die Überzeugung eine andere. Plötzlich war aus dem „universalen Gemurmel" heraus (den Lauten, Klängen, Raunen, etc.) exakt jene *Andersheit*, wie hörbar herausgetreten. *A* selbst (innen und außen) hat gesprochen. Das erzeugt Erkenntnis (*Analytische*) und *Psychokatharsis* (Befreiung, Reinigung). Dabei hat diese Erfahrung des „Nichts gesagt" und der Erhellung der dahinter steckenden Bedeutung nichts mit Mystik zu tun. Es ist das Unbewusste, das SPRICHT (und auch in einem gewissen Maße STRAHLT, denn das „Nichts gesagt" ist eine so kurze, fast bildhafte Formel, ein Blitz, der eben auch ein kathartisches Gefühl erzeugt hat).

Dieses Vorgehen entspricht also auch exakt dem der Meditation und der Psychoanalyse. Wie der Psychoanalytiker so ist das FORMEL-WORT samt dem es einrahmenden STRAHLT / SPRICHT ein ideales *Übertragungsobjekt*. Es hört zu und nach einer ausreichend langen Zeit gibt es auch eine Bedeutung, eine Antwort heraus. Diese Bedeutung ist in der gleichen Weise aufgebaut wie die Deutung des Analytikers, denn dieses Übertragungs-Objekt, diese *Anders*heit im Patienten, im Übenden selbst, antwortet nicht einfach auf seinen Anspruch, d. h. befriedigt ihn nicht in banaler Form, speist ihn nicht ab mit einem vordergründigen Trost. Es gibt hier keine direkte Antwort auf der Ebene des Bewussten oder besser: Gewussten oder vordergründiger Ansprüche, sondern vielmehr wirkt bei diesem Verfahren eine Entsprechung auf der Ebene der Kombination der Triebe (STRAHLT / SPRICHT) im Zusammenhang mit dem „linguistischen Kristall" der FORMEL-WORTE eben im Sinne eines „Deutungs-Objekts". Und das heißt: jetzt nicht mehr nur eine Entsprechung, sondern eine wirkliche Antwort aus dem Unbewussten. Das ständige Wiederholen der formelhaften Formulierung führt den Anspruch auf den Trieb zurück, und genau dies bewirkt auch die Deutung des Psychoanalytikers. Bei der mentalen Wiederholung der FORMEL-WORTE wird die Bewegung des STRAHLT mit dem Murmeln des SPRICHT so umeinander gewunden, bis eine Antwort gefunden ist.

Es ist exakt dies der Grund, warum man in der Psychoanalyse hier vom „Wiederholungszwang" (besser: Wiederholungsgeschehen) spricht. Eben in diesen Wiederholungsvorgang wird direkt eingegriffen, indem man ihm selbst in Form wiederholter Übungen gegenüber tritt. Ja, Üben, Lernen, wiederholtes Durcharbeiten, war immer schon ein Gegen-Prinzip zu diesem unbewussten Repetitionsgeschehen. Indem ich in meinen Gedanken das FORMEL-WORT reverberiere, werden die *Bewegungen* des STRAHLT und das *Gemurmel* des SPRICHT es umwickeln, umkreisen, durchschlingen, bis eine Antwort gefunden ist. Bis eine neue Struktur, neue Inhalte des „konjekturalen Denkens", ja, im extremen Fall z. B. etwas von der Art der FORMEL-WORTE sich gebildet haben wird oder das Verfahren weiter entwickelt werden kann. Denn es geht hier um Wissenschaft, an der jeder teilnehmen kann.

Es war auch Freuds Vision gewesen, eine Wissenschaft für jedermann aufzubauen. Dies drückt er vor allem in seinem Artikel über die „Laienanalyse" aus. Man könnte z. B. bessere FORMEL-WORTE entwickeln oder überhaupt etwas anderes an ihre Stelle setzen, das eben noch besser die Kombinatorik des STRAHLT / SPRICHT klärt und festigt. Man könnte andere Faktoren herausarbeiten, die die Erfahrung des STRAHLT erleichtern, denn natürlich gelingt dies nicht immer so leicht, wenn man es – wie ich hier vorschlage – einfach aus dieser Broschüre heraus versuchen soll. Das gleiche gilt für das SPRICHT. Manche Personen verstehen auf Anhieb einen Satz, den sie „hören" oder besser „konjektural denken", während andere dessen Bedeutung nicht ganz verstehen, obwohl sie spüren, dass er ihnen etwas sagt und wichtig ist. Hier könnte man psychoanalytische Ansätze heranziehen wie sie reichlich insbesondere bei Lacan zu finden sind und sie für sich selbst und andere zur Strukturierung des Verfahrens verwenden.

Auch der Meditationslehrer ist ein *Übertragungs-* und „Deutungs-Objekt" zugleich. Diese Vermischung ist problematisch und daher muss der Lehrer sie durch zwei Dinge ausgleichen, die heute nicht mehr wissenschaftlichen Ansprüchen genügen oder nicht mehr anzutreffen sind. Erstens muss er eine umfassende Lehre erarbeitet haben (das ist meist nicht so schwierig, denn diese Lehre orientiert sich an dem, was wir seit langem als allgemeine theistische Moral oder Gnosis kennen). Zudem muss er selbst noch eine besonders integre, moralische und überragende Persönlichkeit sein, und eben eine solche findet man heute kaum noch. Aber die Elemente des STRAHLT, SPRICHT und der FORMEL-WORTE wird der Meditationskenner vertraut finden. Hier kann er zudem auch intellektuell mitarbeiten und muss nicht blind einem Guru glauben.

Vereinfacht gesagt ist die *Analytische Psychokatharsis* nichts anderes als eine (angenehme, „geführte") Umlenkung des Denkens in Bahnen, die einfach relevanter sind als die, die ich eben gerade als „alltäglich" bezeichnet habe. Wir leiden an einem zu sehr veräußerlichten, banalen Leben. Viele unserer psychosomatischen Symptome könnte man gut auch so erklären, dass wir kein erfülltes Leben führen. Aber ist dann nicht eine Methode, die uns zwingt, dass wir uns mit uns selber beschäftigen, andererseits uns dabei jedoch auch ein sehr differenziertes, vielschichtiges, gedanklich auch manchmal anspruchsvolles Niveau zuweist, nicht ein ideales Verfahren? Ein Verfahren, um nicht nur die Symptome abzustellen und zu verstehen, sondern auch aus einer allgemeinen Banalität herauszukommen. Das Verfahren muss nicht nur praktisch geübt, sondern auch theoretisch verstanden werden und das heißt, dass man sich vielleicht auch generell über die damit im Zusammenhang stehenden Bereiche belesen muss oder soll. So kann psychoanalytische Literatur hilfreich sein, aber auch allgemeine Kenntnisse in den heutigen Wissenschaften.

Empfehlungen für ein weiteres Literaturstudium:
Freud, S., Abriss der Psychoanalyse, Fischer Taschenbuch, 1996
Lacan, J., Die vier Grundbegriffe der Psychoanalyse, Walter, 1980
Hummel, G. v., Analytische Psychokatharsis, MCS, 2008

Weitere Bücher des Autors im MCS – Verlag

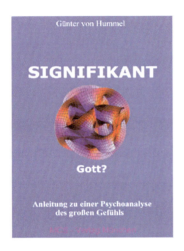

SIGNIFIKANT Gott?

Schon die unterschiedliche Groß- Kleinschreibung provoziert, dass der SIGNIFIKANT (Bezeichner, Bedeutender), ein Begriff aus der Linguistik, wichtiger sein könnte, als die altehrwürdige Vokabel Gott. Der Autor zeigt, dass Jesus ein Vorläufer der modernen Psychotherapie war und somit sein Vorgehen auch für die heutige Psychoanalyse genutzt werden kann.

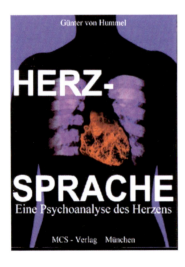

Herz-Sprache

Der Autor, der auch lange in der Kardiologie und mit Herzgruppen gearbeitet hat, untersucht zuerst die Widersprüche, die in der modernen Herzmedizin bestehen. Aber auch die psychologische Seite des Herzinfarkts und der koronaren Herzerkrankung wird in ihren Widersprüchen dargestellt. Nur wenn der Patient selbst durch eine psychosomatische Methode die eigentliche „Herz-Sprache" erlernt, kann er sich ein eigenes und klares Bild machen und sich auch selbst helfen.